3Dプリンター×テーラーメイド医療
実践股関節手術

［編著］
中田活也 JCHO大阪病院人工関節センター長
尾田雅文 新潟大学地域創生推進機構教授

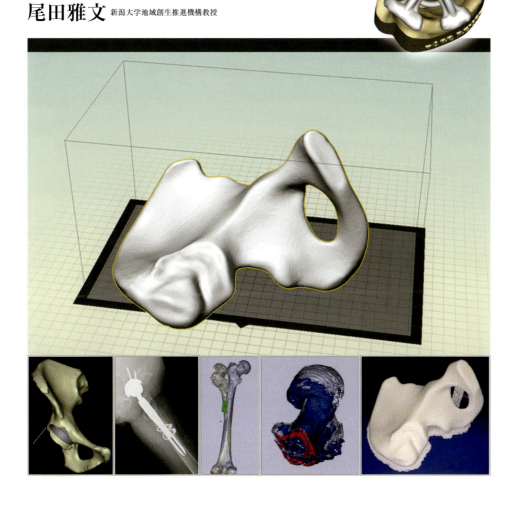

金芳堂

●編集

中田　活也　JCHO 大阪病院人工関節センター長

尾田　雅文　新潟大学地域創生推進機構教授

●執筆（執筆順）

笹川　圭右　新潟工科大学工学部助教

伊藤　英也　日本赤十字社医療センター　骨・関節整形外科部長

中村　祐敬　市立甲府病院整形外科科長

坂井　孝司　大阪大学大学院医学系研究科講師

花之内健仁　大阪産業大学工学部准教授

北田　　誠　JCHO 大阪病院人工関節センター医長

宮坂　　大　新潟大学大学院整形外科学助教

岩城　啓好　中之島いわき病院院長

石堂　康弘　鹿児島大学大学院医歯学総合研究科特任准教授

田村　　理　JCHO 大阪病院人工関節センター医長

加畑　多文　金沢大学附属病院リハビリテーション部准教授

はじめに

3D 技術の初期臨床応用・画像から実物大モデルへ

股関節外科で扱う疾患（変形性股関節症，大腿骨頭壊死症，関節リウマチ，急速破壊型股関節などの変性疾患や外傷性疾患）により，股関節の疼痛が出現し，可動性や支持性が低下すると股関節機能障害を呈するようになる．股関節機能が保存的治療では向上しない場合，関節鏡，骨切り術および人工股関節置換術などの手術治療を選択する場合が多い．

股関節は骨盤と大腿骨の間を摺動させる関節であり，骨盤，大腿骨ともその複雑な形態が故に，股関節外科医は股関節手術の計画と実践に苦慮してきた．臨床現場では，平面的ではあるが股関節の形態を単純 X 線によりある程度認識できるため，数十年間に渡り X 線をトレーシングペーパーに透写し 2 次元的な手術計画を立案し手術を施行してきた．

3 次元で可動する股関節を 2 次元の計画にて立案することに無理があることは現代では自明のことではあるが，技術的制限により 3 次元での関節形態評価,動態解析,動作解析などが困難であった当時においては致し方なかったと容認せざるを得ない．それでもその複雑な骨盤と大腿骨の形態を 2 次元的（平面的）ではなく 3 次元的（立体的）に視認して手術治療に反映させようとする試みは古くからあった．

股関節の立体視に関する最初の報告は，1982 年の岡らの研究[1] である．一方，日本股関節学会の業績集において，3 次元（3D）または立体的というキーワードが現れるのは 1985 年が初めてである[2]．CT 画像を重積して立体画像を作成するという試みは 1988 年頃から散見されるが，コンピューター（PC）の処理能力，CT 画像の精度や撮影性能の低さのため構築した画像を PC 外に出力することは困難であった．そのため，股関節形態，寛骨臼回転骨切り術，寛骨臼骨折など 3D-CT を用いて再構築して PC 上のみで形態計測，立体視，シミュレーションする研究[3-6] がほとんどで，実物大モデルとしての抽出や手術技術に反映できる技術には至らなかった．

筆者がレジデントであった 1990 年に，勤務先病院の上長が研修医の一人に「骨盤を立体的に見られたら役立つのだが……」と先天性股関節脱臼に対して triple osteotomy を施行する予定の症例を前につぶやいたことがあった．その研修医は 5mm スライスの CT 画像をスライスごと実物大に拡大し，一枚一枚トレーシングペーパーに透写し，さらにその透写画を 5mm 厚の発泡スチロール板にトレースした後に切り抜き，一枚一枚糊付けして積み上げて実物大の骨盤モデルを作成し手術に役立てたことを記憶している．3D プリンターが一般に実用化していなかった 4 半世紀に，古典的ではあるが手作りの実物大積層骨モデルにより視覚援助のもとで手術を施行した一例であった．

文献的には 1980 年代後半から 1990 年代初頭にかけて，3D 技術が股関節外科領域で利用され始めている．当初は股関節形態の立体的評価や骨盤骨切り術などの術前計画などに応用されていた[7-10]．その術前計画を手術へ反映

i

させる技術を大きく進歩させたのは 3D プリンターである.

3D プリンターの進歩

PC 上で作成した 3D 画像を 3D モデルとして抽出する技術の発端は, 1980 年代初頭の光造形技術の開発である. その開発に貢献したのは小玉秀男 [11, 12]（特許出願 S55-48210「立体図形作成装置」）, Alan J. Herbert [13], Charles W. Hull [14] である. 光造形技術とは, 3D-CAD データに基づき紫外線により光硬化樹脂を硬化させて層を作成し, その層を積層することによって立体造形物を作成する技術である. Hull はアメリカでの特許取得（USP4,575,330：“Stereolithography”）とベンチャー企業および 3D Systems 社の立ち上げにより, その技術開発を大きく促進させた. 光造形技術の利点はその造形速度の速さと精度であり, 試作品を CAD データから直接かつ迅速に作成する RP として応用されてきた. しかし, 高価な光樹脂を使用することに加えて, 未硬化で無駄になる光樹脂があるため運用経費が高いという欠点があった.

> **略語**
> RP: rapid prototyping
> RP については 2 頁参照

1990 年頃に開発されたシート積層造形法, FDM 法や粉末焼結積層造形法によりランニングコストを抑えた積層造形法に発展し, 1992 年にレーザー焼結を利用して樹脂粉末や金属粉末を積層造形する実用機が開発された. 高性能なファイバーレーザーや電子ビームの開発や粉末材料の進歩などに伴い, 高速で高密度・高精度な造形物をそのまま製品として利用できる RM 技術または AM 技術（1992 年 ASTM F42 委員会）として利用が拡大してきている.

> FDM: fused deposition modeling
> （熱溶解積層造形法）

1987 年に Hull が起業した 3D Systems 社が初の 3D 積層造形技術とされる商品を開発したが, 1993 年に MIT が開発した原理を基に 1995 年に Z Corporation 社が “3D Printing” の商標で積層造形法による製品を販売したことが「3D プリンター」という呼称の始まりと考えられている. 当時, 数百万円から数千万円していた 3D プリンターは企業などの事業所でのみ導入されていたが, 2000 年代半ばに基本特許が切れたのに伴って, 数万から数十万で販売されるようになり広く普及するようになっている. 現在では, 自動車部品各パーツ, ターボファンエンジンやエンジンカバーなどの航空機部品, ロケットエンジンノズルや燃料噴射装置などの宇宙開発関連, 生体インプラントなどの機器の作成が可能となっている一方で, 家庭や医学研究・医療現場などでも利用されるようになっている.

> RM: rapid manufacturing
> AM: additive manufacturing

股関節外科における 3D プリンターの応用

3D プリンターで使用できる積層造形材料（特に金属粉末）の種類の拡大とレーザー技術の進歩により高密度, 高強度かつ 3 次元的複雑形状の製作が可能になり, 医療の各分野において 3D プリンターは応用されつつある. “3D プリンターは人命を救う” などのメディア紹介 [15] や経済産業省の 2013 年版ものづくり白書 “世界のものづくり産業が注目する 3 次元プリンタ” [16] などによると医療への応用も始められつつあることが読み取れる. 現在では, 高真空中での電子ビーム溶解による粉末積層技術によりチタン材料などの生

体材料を高速度で造形できるようになり，頭蓋骨インプラント，歯科用クラウン，脊椎固定用インプラント，人工関節，金属表面加工などに利用されるようになっている．

医中誌webおよびWebサイトのでで（2015.12.1 現在）にて 3D モデル×股関節で業績検索をすると 86 件抽出でき，そのうち 57 件は 2010 年以降の業績，2000 年以前の業績はわずかに 1 件であった．さらに 3D プリンター×股関節で検索すると 2014 年以降に 5 件がヒットするのみであった．つまり，股関節外科における 3D プリンターの活用は始まったばかりであると考えられる．

1998 年に Radermacher ら[17] が triple osteotomy の 3D 術前計画を立案し，それに基づき 3D プリンターを用いて骨切りガイドを作成したのが股関節外科における 3D プリンター利用の最初である．2003 年には Brown ら[18] が，骨盤骨折をはじめとした骨折に RP 技術を応用し，骨片整復，内固定材料（プレート，スクリュー）の位置や大きさを術前に決定しシミュレーションした結果，手術時間の短縮と手術精度の向上，イメージによる被曝時間の短縮につながったと報告し，3D プリンターの臨床応用への可能性を拓いた．本邦では 2003 年に，縄田ら[19] が，デンプン粉とパラフィンを用いて実物大の骨モデルを 3D プリンターにより作成し，THA 術前シミュレーションに利用した結果，カップ設置位置やサイズの決定に有用であったことを報告している．その後，実物大骨モデルを手術に利用した報告がなされるようになった[20-23]．

1998 年に Radermacher ら[17] が報告した手術テンプレートの臨床応用を発端として，2000 年代後半から整形外科各領域において 3D プリンターを用いて作成した患者個別手術テンプレート（テーラーメイド手術テンプレート[24]）が盛んに考案されるようになり，骨折後の遺残変形に対する矯正骨切り術[25]，手関節手術[26]，人工膝関節全置換術[27] などが報告されてきた．

股関節外科において 3D プリンターによる手術テンプレートが利用されるようになったのは，2008 年以降である．西井ら[28] は，大腿骨すべり症に対する 3 次元骨切り術に手術テンプレートを用いた 1 例報告の中で，手術テンプレートを大腿骨表面に固定するスロットと骨切りスロットを組み合わせることにより CT による術前計画を術中手術手技に高い精度で反映させることに成功している．その後，大腿骨頭回転骨切り術[29,30] にも適応されてきた．

THA における手術テンプレートについては，2009 年に Hananouchi ら[31] が寛骨臼用テンプレートを報告したのが始まりであり，3 〜 4 度以内の誤差でカップが設置できると報告されている[32,33]．その後，表面置換型 THA[34-36]，THA における大腿骨側の骨切り術[37,38] にも利用され，近年では再置換術[39,40] への 3D プリンター技術の応用も報告されており，今後ますますその応用範囲が広がっていくと考えられる．さらに，日本人工関節登録制度（2016）によると小切開を含む（MIS 手技）による THA は 44.3% の症例に適用されており，一つの確立した手技になっている．MIS 手技の中でも筋間進入法による THA は比較的難度が高く，正確なインプラント設置をするためには手術テンプレートの発展による適用の拡大が望まれる．

3D プリンターの応用は，テーラーメイド的股関節治療，治療成績の向上，

略語
THA: total hip arthroplasty
（人工股関節全置換術）

略語
MIS: minimally invasive surgery

人工股関節の固定性，適合性および耐用性の向上，低侵襲手術や骨温存手術の実現，早期社会復帰の実現など股関節外科に寄与する点が多いと期待できる．特に，患者個別手術テンプレートは，適応範囲の広さと柔軟性，初期導入と維持費用の低減，導入施設を限定しない高い利用可能性，簡便な操作性，保管スペースの節約，インプラントの種類を限定しない汎用性，使用方法の簡便性，手術精度の向上などその期待される費用対効果は極めて高いと考えられる．

　本書では，3D プリンターの種類とその作成物，ソフトウェアーの使用方法，患者個別手術テンプレートと THA への応用，その他難度の高い股関節手術への応用について解説し，実際に 3D プリンターを活用することができるように詳説している．本書が，股関節疾患治療と臨床研究の発展および 3D プリンターの新たな活用への礎となることを期待する．

参考文献

1）岡 正典，田中清介，富原光雄，他：股関節の立体視図に関する研究．日本関節外科学会誌 1982; 1:475-479.

2）小林郁男，筧 進：股関節症における骨切り術の立体形態変化．Hip Joint 1985; 11: 224-229.

3）久木田 隆，内藤貴文，野呂三之，他：股関節疾患における CT 像の三次元立体表示の応用．Hip Joint 1988; 14: 95-102.

4）大橋俊郎，井上四郎，梶川究，他：股関節脱臼骨折に対する三次元画像診断法．Hip Joint 1988; 14: 138-144.

5）富原光雄，田中清介，松倉 登，他：立体視による股関節手術法の選択．Hip Joint 1988; 14: 145-149.

6）種子田 斎，進藤裕幸，東 博彦：三次元表面再構成法による寛骨臼回転骨切り術の検討．Hip Joint 1990; 16: 287-291.

7）Abel MF, Sutherland DH, Wenger DR, et al.: Evaluation of CT scans and3-D reformatted images for quantitative assessment of the hip. J Pediatr Orthop 1994; 14: 48-53.

8）Azuma H, Taneda H, Igarashi H: Evaluation of acetabular coverage:Three-dimensional CT imaging and modified pelvic inlet view. J Pediatr Orthop 1991; 11: 765-769.

9）Klaue K, Wallin A, Ganz R: CT evaluation of coverage and congruency of the hip prior to osteotomy. Clin Orthop Relat Res 1988; 232: 15-25.

10）Millis MB, Murphy SB: Use of computed tomographic reconstruction in planning osteotomies of the hip. Clin Orthop Relat Res 1992; 274: 154-159.

11）小玉秀男：3 次元情報の表示法としての立体形状自動作成法．電子通信学会論文誌 1981; J64-C (4) : 237-241.

12）H Kodama: Automatic method for fabricating a three-dimensional plastic model with photo-hardening polymer. Review of Scientific Instruments 1981; 52(11):1770-1773.

13）Herbert AJ: Solid object generation. Journal of Applled photographic Engineering 1982; 8(4): 185-188.

14）Charles W. Hull: Apparatus for production of three-dimensional objects by stereolithography. US Patent 4575330 issued on March 11, 1986.

15）日経デジタルヘルス：3D プリンターは人命を救う．専用ソフトウエア大手のベルギー Materialise 社 CEO に聞く．http://techon.nikkeibp.co.jp/article/INTERVIEW/20140925/378640/?ST =ndh&P=1.

16）世界のものづくり産業が注目する 3 次元プリンタ．経済産業省：2013 年版ものづくり白書；第 1 章 我が国ものづくり産業が直面する課題と展望．99-103, 2013.

17）Radermacher K, Portheine F, Anton M, et al.: Computer assisted orthopaedic surgery with image based individual templates. Clin Orthop Relat Res 1998; 354: 28-38.

18）Brown GA, Firoozbakhsh K, DeCoster TA, et al.: Rapid prototyping: The future of trauma surgery? J Bone Joint Surg 2003; 85A: 49-55.

19）縄田昌司，小林千益，斉藤直人，他：立体造形システムの人工股関節置換術への応用．日本整形外科学会誌 2003; 77(3): S221.

20） 高野玲子，徳永邦彦，遠藤直人：三次元実体石膏模型を用いて術前シミュレーションを行った大腿骨頭すべり症の 2 例．日本小児整形外科学会雑誌 2007; 16(2): 249-253.

21） 福島健介，内山勝文，糸満盛憲，他：大腿骨骨切り術における 3 次元光造形モデルを用いた術前計画の試み．Hip Joint 2008; 34:277-281.

22） 上野豊，人杉卓也，藤井英紀，他：股関節手術におけるコンピュータシミュレーションと実物大立体模型の有用性．整形外科 2009; 60(13): 1395-1400.

23） 人場悠己，天正恵冶，森岡 進，他：先天性内反股に対して立体模型による手術シミュレーション後に人工股関節全置換術を施行した 1 例．日本人工関節学会誌 2010; 40: 440-441.

24） 花之内健仁：テーラメイド手術ガイドの股関節手術への応用．整形・災外 2012; 55: 989-995.

25） Murase T, Oka K, Moritomo H, et al.: Three-dimensional corrective osteotomy of malunited fracture of the upper extremity with use of a computer simulation system. J Bone Joint Surg 2008; 90A: 2375-2389.

26） Oka K, Moritomo H, Goto A, et.al/: Corrective osteotomy for malunited intra-articular fracture of the distal radius using a custom-made surgical guide bases on three-dimensional computer simulation; case report. J Hand Surg 2008; 33A: 835-840.

27） Hafes MA, Chelule KL, Seedhom BB, et al.: Computer-assisted total knee arthroplasty using patient-specific templating. Clin Orthop Relat Res 2006; 444: 184-192.

28） 西井 孝，菅野伸彦，村瀬 剛，他：コンピューターシミュレーションを応用した大腿骨頭すべり症に対する三次元骨切り術の一例．Hip Joint 2008; 34: 272-276.

29） 岩城啓好，池渕充彦，吉田 拓，他：大腿骨頭回転骨切り術における三次元術前プランニングと PST(patient-specific template) による術中支援システムの臨床成績．日本整形外科学会雑誌 2012; 86(3): S338.

30） 山本大樹，中村琢哉，丸箸兆延，他：Patient specific instruments を用いて大腿骨頭回転骨切り術を施行した 1 例．臨床整形外科 2015; 50(5): 495-499.

31） Hananouchi T, Saito M, Koyama T, et al.: Tailor-made surgical guide based on rapid prototyping technique for cup insertion in total hip arthroplasty. Int J Med Robot 2009; 5: 164–169.

32） Hananouchi T, Saito M, Koyama T, et al.: Tailor-made surgical guide reduces incidence of outliers of cup placement. Clin Orthop Relat Res 2010; 468(4):1088-1095.

33） 坂井孝司，村瀬 剛，花田敏久，他：人工股関節全置換術における手術用 custom-made template の精度検証．日本整形外科学会誌 2011; 85(4): S1176.

34） Kunz M, Rudan JF, Xenoyannis GI, et al.: Computer-assissted hip resurfacing using individualized drill templates. J Arthroplasty. 2010; 25: 600-606.

35） Raaijmaakers M, Gelade F, Anton m, et al.: A custom-made guide-wire positioning device for hip surface replacement arthroplasty: description and first results. BMC Musculoskelet Disord. 2010; 11: 161-167.

36） Kitada M, Sakai T, Murase T, et al.: Validation of the femoral component placement during hip resurfacing: a comparison between the conventional jig, patient-specific template, and CT-based navigation. Int J Med Robt. 2013; 9: 223-229.

37） Nakamura N, Murase T, Tsuda K, et al.: Custom-made template for corrective femoral osteotomy was useful during total hip arthroplasty in a patient with a previous Schanz osteotomy: a case report. 11th Annual meeting of CAOS- International 2011.

38） Sakai T, Hanada T, Murase T, et al.. Validation of patient specific surgical guides in total hip arthroplasty. Int J Med Robot 2014; 10(1): 113-120.

39） 佐藤貴久，小林敏彦，割田敏朗，他：高度臼蓋骨欠損を伴う人工股関節置換術症例および人工股関節再置換術症例に対する 3 次元実物大立体骨モデルの有用性．第 45 回日本人工関節学会 (2015.2-27-28 福岡)

40） 船山 敦，川崎舎俊一，清水英徳，他：重度臼蓋骨欠損を伴う人工股関節再置換術例に対する実物大骨盤造形モデルの応用．Hip Joint 2012; 30: 138-142.

（中田 活也）

目次

はじめに ……………………………………………………… （中田活也）　i

Ⅰ部　股関節手術における3Dプリンターの意義

1　3Dプリンターとは：種類とその制約 …………………… （尾田雅文）　2

1.1　3次元造形方法と3Dプリンターの特徴 …………………………… 2
1.2　各種造形法 ……………………………………………………………… 4
1.3　3Dプリンターの今後の展望 ………………………………………… 8

2　3Dプリンターで作れるものとメリット ………………………… 10

2.1　実物大骨モデル …………………………………… （笹川圭右）　10
2.2　人工骨 ……………………………………………… （笹川圭右）　13
2.3　インプラント ……………………………………… （笹川圭右）　14
2.4　実物大骨モデルによる骨形状評価と手術への応用 …… （伊藤英也）　15
2.5　患者個別手術テンプレート ……………………… （伊藤英也）　22

3　3Dプリンター製品の作成手順 ………………………………… 27

3.1　機器 ………………………………………………… （笹川圭右）　27
3.2　ソフトウェア ……………………………………… （笹川圭右）　29
3.3　3Dプリンターによる出力 ……………………… （笹川圭右）　38
3.4　外部発注と院内生産 ……………………………… （中村祐敬）　46

Ⅱ部　人工股関節全置換術への3Dプリンターの活用

4　人工股関節全置換術におけるPST …………………… （坂井孝司）　54

4.1　THAにおけるPST使用の意義と背景 ……………………………… 54
4.2　PST使用による手術の特徴 ………………………………………… 55
4.3　PSTの作製 …………………………………………………………… 55
4.4　PSTの設置精度 ……………………………………………………… 56
4.5　THAにおけるカップ設置用PST …………………………………… 57
4.6　表面置換型THAにおける大腿骨コンポーネント用PST ………… 58
4.7　THAにおけるステム設置大腿骨頸部骨切り用PST ……………… 60

5 THA 寛骨臼コンポーネント ……………………………（花之内健仁）62

5.1 3D 術前計画によるカップ設置位置決定 ……………………………… 62

5.2 3D 術前計画に基づいた PST 設計の手順 ………………………… 71

5.3 PST によるカップ設置の実際および設置精度 ……………………… 76

6 THA 大腿骨コンポーネント ……………………………（北田　誠）82

6.1 3D 術前計画によるステムの選択 …………………………… 82

6.2 3D 術前計画に基づいたステム用 PST 作成手順 ………………… 83

6.3 3D プリンターによるステム用 PST の作成 …………………… 99

6.4 PST によるステム設置の実際 …………………………… 101

6.5 PST による設置精度 …………………………… 104

7 インフォームド・コンセント ……………………………（中村祐敬）106

7.1 IC における実物大骨モデルの有用性 ……………………… 106

7.2 手術支援のための実体模型を作る際に必要な説明 ……………… 107

8 PST の精度検証の各種方法 ……………………………（中村祐敬）110

8.1 PST を設置した時の目標設置位置からの誤差 ………………… 110

8.2 骨切りもしくはリーミングなどを行った際の術前計画からの誤差 ………… 112

8.3 インプラントを設置した後の目標設置位置からの誤差 ……………… 112

III 部 ｜ THA 以外での 3 D プリンターの活用

9 寛骨臼回転骨切り術 ……………………………（坂井孝司）116

10 寛骨臼回転移動術 ……………………………（宮坂　大）122

11 大腿骨頭回転骨切り術 ……………………………（岩城啓好）129

12 大腿骨矯正骨切り術併用 THA ……………………………（北田　誠）137

13 人工股関節再置換術臼蓋再建における手術シミュレーション ………（石堂康弘）146

14 カップ再置換術における実物大骨モデルの活用 ……………………（田村　理）155

15 カスタムメイドインプラント作成の試み ……………………………（加畑多文）165

I 部

股関節手術における 3D プリンターの意義

1 3Dプリンターとは：種類とその制約

1.1 3次元造形方法と3Dプリンターの特徴

ポイント

・本章では，3Dプリンターの代表的な造形方法とその特徴について紹介する．併せて，造形に用いる材料や造形時に留意すべきポイントについて言及する．

　従来，3次元造形物は，金型を利用した造形工程や切削工程を経る手法が多用されてきた．これに対し，3Dプリンターを代表とする積層造形は，一般に鋳型製造や治具作成を必要としない特徴を有しており，例えば，切削加工では困難であった中空形状や複雑な内部形状も3Dプリンターであれば造形が可能となる場合も少なくない．また，頻繁に形状を変更しても迅速に実態物を造形可能であるRPである特徴から，設計段階での試作物や，医療機器のように個々の患者に応じたカスタマイズを必要とするような製品の製造等に向いているとされる．複数の異なる材料を使用しての一体造形が可能である機種も存在し，このような場合，部品を個々に製造するだけでなく，一体化されたいわゆるアセンブリされた形態を同一工程で製造することが可能である．

　3Dプリンターの取り扱いは，極めて簡単であり，人手をあまり要しない上に，造形物の仕上がりは，操作者の技術力にはほとんど依存せず，誰が何個作っても毎回同じ物を作ることが可能である．一方，現状では大量生産への適用は，造形に要する時間やコストの観点から難しい．なお，要求される造形精度が高くなると，スライス幅を小さくする必要があることから，製作時間も比例して増加する傾向にある．

　3Dプリンターで用いられる熱可塑性樹脂の代表的例としては，ABS樹脂が挙げられ，生体適合性を有する樹脂やガンマ線やオートクレーブ滅菌処理が可能な樹脂（ポリフェニルサルホン：PPSF/PPSU）の他，静電気散逸性，耐候性，耐久性に配慮した種類も存在する．また，高強度ナイロンの他，ポリカーボネートなども利用可能である．一方，光硬化性樹脂においても，ABS樹脂の他，ゴムライク樹脂，ポリプロピレンライク樹脂が提供されており，耐候性，光透過性，生体適合性に配慮した種類が存在する．さらに，粉末素材を用いる造形方法においては，チタン合金やステンレス合金などの金属素材の他，セラミクスや石膏等も適用可能である．なお，造形方法によっては，使用可能な材料に制限があるので事前に確認が必要である．

用語説明
RP：rapid proto typing（ラピッドプロトタイピング）

　製品開発で用いられる試作手法である．3次元CADやCAEの普及に伴い，形状，特に触った時の感覚を評価するための試作品製作に特化し，かつ，高速に試作することを目的としている．

用語説明
熱可塑性樹脂

　加熱することで軟化し，目的の形に成形を可能とする樹脂．

用語説明
光硬化性樹脂

　特定の波長の光によって重合，硬化する樹脂．3Dプリンターの中には，紫外線の照射で硬化する光硬化性樹脂を用いる機種も少なくない．

1．3Dプリンターとは：種類とその制約

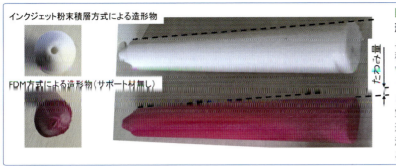

図1 造形時に自重により変形した例
上側は、インクジェット粉末積層方式による造形モデルを、下側は、FDM方式でサポート材を用いずに造形したモデルの造形例を示している。中空の筒形状であったことから、造形時において自重により空洞部分が潰れ、かつ撓んでいる。

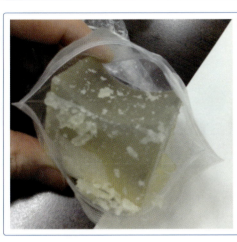

図2 サポート材
インクジェット方式により造形したモデルの例を示している。造形物表面の薄い黄色の付着物がサポート材であり、造形後、これを除去して、モデル完成となる。

略語
FDM：fused deposition modeling
（熱溶解積層方式）

3次元造形方式と3Dプリンターの特徴

造形モデルが、接地部よりも上部の方が広い形状である場合、図1に示すように造形時において自重により変形する場合がある。このような場合、造形精度を確保する観点から、図2に示すようにサポート材と呼ばれる支持部材を使用する必要がある。サポート材は、溶剤で溶かすか、手で外すことで除去可能である。一方、造形法によっては、サポート材を必要としない機種も存在するが、造形後、余分な素材パウダーを除去する工程が求められる場合がある。さらに、樹脂を含浸する後処理を行う場合、図3に示すように含浸可能な厚さを考慮する必要がある。

積層造形工程における層間の剥離の影響により、強度を要求される部品への適用が難しい場合も存在する。なお、このような場合であっても、素材によっては、造形後に電気炉等による加熱工程を経ることで、改質可能な場合がある。その他図4に示すように、ワックス3Dプリント法を適用し、蝋樹脂を用いた3D造形モデルを造形後、ロストワックス製法を適用し、金属素材であれば鋳造工程、樹脂材料であれば射出成型工程を得て、モデルを造形する手法も存在し、患者個々の医療画像に基づいて、軟部組織等を対象とした術前検討モデルの作成にも応用されている。

3

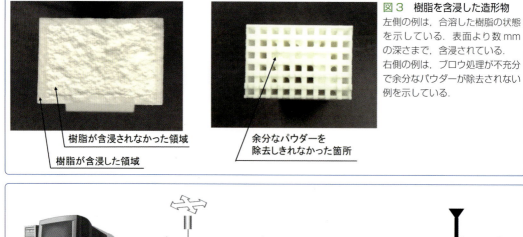

図3 樹脂を含浸した造形物
左側の例は，合溶した樹脂の状態を示している．表面より数mmの深さまで，含浸されている．右側の例は，ブロウ処理が不充分で余分なパウダーが除去されない例を示している．

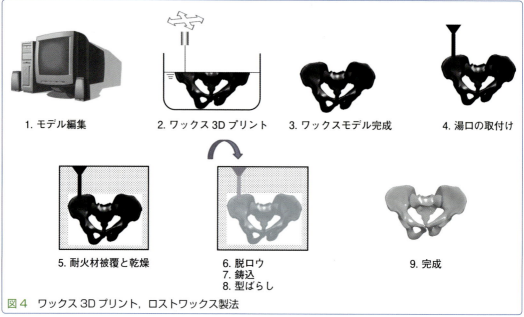

図4 ワックス3Dプリント，ロストワックス製法

1.2 各種造形法

1. 熱溶解積層方式

　2009年に主要な特許権の期限が切れたことから，低価格化が進み，現在，最も普及している3Dプリンター形式の一つである．FDM法とも呼ばれ，図5に示すように，熱に溶ける熱可塑性樹脂を溶解ヘッド部でこれを高温で溶かし，成形テーブル上で樹脂を射出し，一層毎に積層することで，立体形状を造形する．

- ● 精度や表面仕上がりが比較的粗い
- ● 狭いスペースに設置可能
- ● 個人でも購入可能な値段
- ● サポート材が必要

1. 3Dプリンターとは：種類とその制約

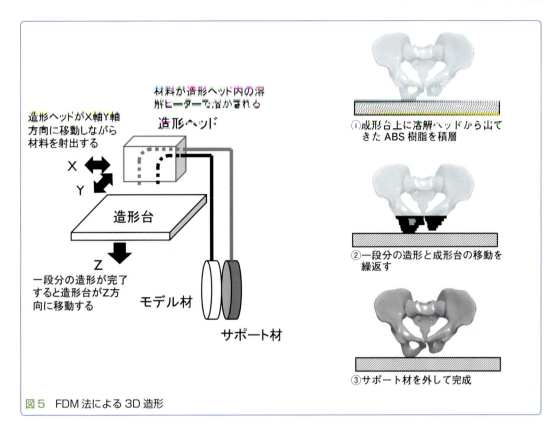

図5　FDM法による3D造形

● カラフルな材料を選択可能

等の特徴を有する．

2. 光造形方式

　3Dプリンターの中では，最も歴史の古い方式であり，日本人によって発明され，1987年に米国3Dシステムズ社によって実用化がなされた方式である．図6に示すように紫外線の照射で硬化する液体樹脂（光硬化性樹脂）を使用し，同樹脂を満たした槽に紫外線レーザーを照射し，層を造る．一層造ると造形ステージを一層分下げ，それを幾層も積み上げる過程を繰り返し，3次元構造物を作製する．本方式の3Dプリンターは，高額な物が多く数百万〜数千万円の範囲のものが多いが，日本の製造業では，最も普及している方式のうちの一つである．造形工程中，サポート材が必要となる場合もある一方で，レーザー出力を変えることで積層ピッチを調節し，造形精度を高く，かつ複雑で緻密な製品が造形可能な特徴を有する．エポキシ系樹脂やアクリル系樹脂などの素材が多用される．

ポイント
本方式は，第2章図3の脊柱モデルの椎間板部や図5の海綿骨拡大モデルの造形に用いている．

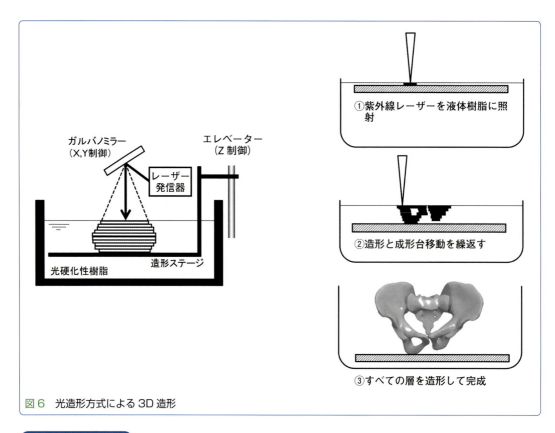

図6 光造形方式による3D造形

3. 粉末焼結方式

　粉末焼結方式は，光造形法と類似した方式であり，ステージ上に敷き詰めた粉末状の材料に高出力のレーザー光線を照射し，溶融・焼結することで造形する．なお，造形部の粉末が硬化した後にステージを下げ，粉末材料の敷き詰めからの工程をスライスした分を繰り返し，3次元造形物を製造する．主にナイロンなどの樹脂系材料や銅・青銅・チタン・ニッケルなどの金属系の材料を対象として使用可能である．造形物は，耐久性があるためデザイン試作品だけでなく，利用可能な試作モデル，すなわち機能モデルを造形可能であることから，大量生産する前段階の試験時に利用されている．

　本方式では，硬化後に造形部分は容易に変形を生じないことから，サポート部は不要である一方，滑らかな表面状態を求める場合，後加工が必要となる．

4. インクジェット方式

　図7に示すように，ステージ上に液状の紫外線硬化樹脂を噴射し，紫外線を照射することにより硬化させ，造形部を積層する方式であり，紙に印刷するインクジェットプリンターの原理を応用した造形方法である．

　他の3D造形方法に比べ，比較的高速にモデルを作ることが可能であるこ

1. 3Dプリンターとは：種類とその制約

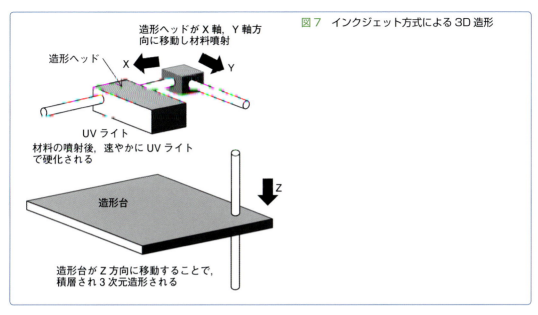

図7 インクジェット方式による3D造形

と，高精度な物が造形可能であること等の特徴を有する．なお，造形物の形状によっては，サポート部を必要とする場合も生ずるが，造形物の表面は滑らかである．

5. インクジェット粉末積層方式

図8に示すように，でんぷん，石膏などの粉末を樹脂で接着して固める方式であり，粉末固着式積層法とも呼ばれる．フルカラー着色された造形物が得られることも大きな特徴である．プリント速度が速い他，きめの細かい造形物が作れる．サポート部を必要としないなどの特徴を有するものの，容器のように，閉ざされた空間が存在する場合，内部の粉末素材をいかにして

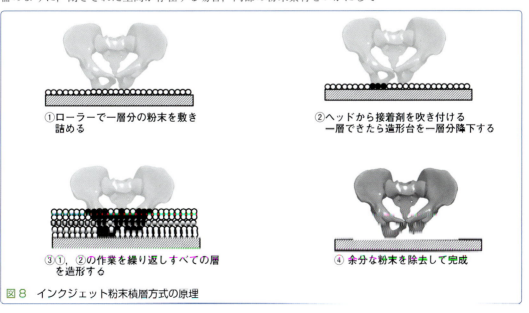

図8 インクジェット粉末積層方式の原理

除去するか等，事前に検討することが求められる．一般的に，造形直後の造形物の強度は弱く，樹脂等の含浸処理が必要となる．

ポイント
本方式は，第2章図3の脊椎モデルの椎骨部の造形に用いる．

6. その他の方式と各種方式の比較

3Dプリンターは多様化しており，この他，プロジェクション法，紙積層方式をはじめとして，種々の方式が提案されている．例えば，前者は光造形方式の一種であり，プロジェクターの光を利用して樹脂を硬化させ積層する．従来の光造形方式の3Dプリンターに比べると初期コストが安価である特徴を有している．一方後者は，標準コピー用紙を2Dカラーインクジェットプリンターで両面カラー印刷したのちに，切断，接着，プレスを繰り返す．造形物は，紙由来であることから，一般ゴミとして処分可能である．

造形物の色の選択，造形物の寸法精度，使用する素材に起因するコストに対し，**表1**に示すように個々の方式において差が存在する．したがって，優先すべき性能に基づいて，方式や機種を選定することが望ましい．

1.3　3Dプリンターの今後の展望

3Dプリンターは，造形物形状の自由度が他の加工方法に比べ高い他，金型等を必要としないことから，設計から完成までの時間短縮が可能である点で，従来の造形法にはない特徴を有している．一方で，造形に際し，多くの3Dプリンターでは，STL形式の形状データを必要とし，これを得るためには，3D-CADの操作が不可欠である．このため，安価かつ習熟に時間を必要としない3D-CADの普及が待たれている．また，現状では原材料が一般的に高価であることから，ランニングコストが他の加工方法に比べて高価となり，低コスト化が望まれる．

3Dプリンターによる加工技術は，基本原理が発明された1980年代より着実に進化し，市場も拡大を続けている．現在，術前検討時に用いるモデルサージェリー用のモデル造形に3Dプリンターを用い，実物大立体モデルによる手術支援等の高度医療が展開されつつある．今後，生体適合性の確保は当然のこととして，材料の複合化や傾斜組織への対応，耐久性の向上，歪みやそりの防止についての技術的課題を克服することで，医用デバイスの試作品や術前検討モデルなど限られた用途だけでなく，造形した製品を人工関節などの医用デバイスとして使用可能になることにつながり，患者個々に適した医用デバイス提供の早期実現が望まれている．

用語説明
STL形式：Standard Triangulated Language
　米国3Dシステムズ社により開発された3次元CADソフト用ファイルフォーマットである．多くのソフトでサポートされており，特に3Dプリンターでは標準的なフォーマットとして用いられている．
　3次元形状を小さな三角錐の集合体として表現することからスムースな曲面を表現するためには，特に細かく分割することとなり，ファイルサイズは，大きくなりやすい．このことから，アスキー形式の他に，ファイルサイズの圧縮性に優れた，バイナリー形式が用いられている．

関連
外部発注をしたい場合の出力費用については46頁を参照．

1. 3Dプリンターとは：種類とその制約

表 1　各方式の比較

方式	材料	色	造型物体の精度	用途	機械の価格
熱溶解積層	ABS/PLA 樹脂	単色	0.1mm 前後	家庭用小物	10 万円前後
光造形	樹脂	単色	0.03mm 前後	工業製品の試作／医療／ホビー	100 ～ 700 万円前後
粉末固着	石膏／樹脂／砂糖	単色／フルカラー	0.1mm 前後	建築模型／工業製品の試作	500 ～ 5000 万円前後
粉末焼結	金属／ナイロン	単色	0.05mm 前後	工業製品の試作／工業用部品／製造用の抜き型	4000 ～ 1 億円前後
インクジェット	樹脂	単色／フルカラー	0.02mm 前後	工業製品の試作／医療／ホビー	2500 ～ 5000 万円前後
切削加工	木材／石膏／樹脂	単色	0.03mm 前後	工業製品の試作／医療／ホビー	30 ～ 80 万円前後

（尾田　雅文）

2 3Dプリンターで作れるものとそのメリット

2.1 実物大骨モデル

1. 骨の実物大骨モデルによるマクロ的観察

　医療機関で使用される医療画像断層撮影装置は，患部である生体内組織を観察するためには有効なモダリティであり，それら断層画像から患部やその周辺の状態を把握することができる．現在では，撮影装置の発展によって，X線CT画像やMRI画像などから患部の3次元モデルが作成でき，パソコン上で患部を立体的に観察することが可能となっている．

　3Dプリンターの登場によって，骨の3次元モデルから実物大骨モデルを造形することが可能となった．これまではパソコンによる視覚情報から患部をイメージしていたが，造形された実物大骨モデルを実際に触れることで，患部のイメージが把握しやすくなる．実物大骨モデルを手術の術前検討に利用することで，手術計画が立てやすく，手術時間の短縮といった利点も考えられる．また，骨の変形が進んだ症例など，患部の骨形状がイメージできないときには，3Dプリンターによる実物大骨モデルは，骨形状のイメージにとって非常に有効である．

　実物大骨モデルは，3Dプリンターにより3次元モデルに基づいて造形される．3次元モデルはX線CT画像やMRI画像などから構築することができ，生体組織（臓器，血管，骨など）の3次元モデルが用意できれば，3Dプリンターによってそれら生体組織の造形物を作成することが可能である．生体組織の中では，骨が3次元モデルの構築の容易な組織である．3Dプリンターでの造形では，主に3次元モデルSTLデータが使用される．

関連
STLについては8頁参照

　図1に脊柱側弯症患者のX線写真を示す．第12胸椎と第1腰椎の間に高度な骨変形を認めた症例であり，実物大骨モデルを造形した例である．この症例は高度な骨変形のためにX線写真やX線CT画像の情報だけでは，骨形状の把握が非常に困難であった．そのため，術前検討および術中支援の目的で，患部の骨形状把握を容易にするために脊椎の実物大モデルを造形した．図2に患者のX線CT画像から構築された脊椎の3次元モデルを示す．図3には，図2の脊椎の3次元モデルから造形した実物大モデルを示す．白色を呈している椎骨部は，造形材料に石膏を用いた石膏モデルであり，黒色を呈している椎間板部は実際の柔軟性を考慮して，ゴムライク樹脂を用いて造形されており，脊柱全体の可動が可能となっている．脊椎の実物大モデルは患部の骨変形が見て，触れて確認できるため，手術の執刀医師からは，術前計画や術中で骨変形が確認できたため，非常に有益であった，との評価が得

関連
椎骨部はインクジェット粉方式（7頁），椎間板部は光造形方式（5頁）を用いて作成されている

2. 海綿骨の拡大モデルによるミクロ的観察

　X線CTは医療現場での診断機器として広く普及している一方，産業用として開発されたマイクロX線CTも医療分野に応用されている．この装置は，X線発生部の焦点サイズがマイクロメートル（μm）オーダーであり，医療用よりも1/100以下の非常に高い空間分解能を有している．そのため，測定対象や要求される仕様が医療用と大きく異なっており，その一方，放射線被曝が高いために人体への使用は不可能である．

用語
マイクロX線CT装置は可視光では見ることのできない人工物や天然物の内部を顕微鏡的に観察するために1980年代から開発が進められた．

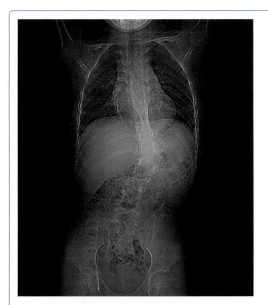

図1　脊柱側弯症患者のX線写真

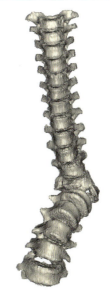

図2　脊柱側弯症患者のCT画像から構築された3次元モデル

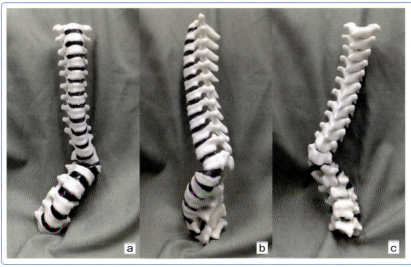

図3　3次元モデルから造形された脊椎の実物大モデル
(a) 正面　(b) 側面
(c) 背面

マイクロX線CTは空間分解能がμmオーダーのため，これまで海綿骨の骨梁構造を評価することに利用されてきた[1,3]．図4は海綿骨のマイクロX線CT画像を示し，白く描出されている領域が海綿骨である．骨梁の一本一本が確認でき，骨梁構造がきれいに描出されていることがわかる．このようなマイクロCT画像を数100枚以上用いることで，マイクロCT画像から海綿骨の3次元モデルが構築でき，そのモデルから3Dプリンターによる造形が可能である．

マイクロX線CT画像由来の海綿骨3次元モデルから3Dプリンターを用いて海綿骨の骨梁構造モデルを造形した研究例がある．Umenoらは海綿骨の骨梁構造と力学特性の関係を調べるために，骨梁構造の違いを3Dプリンターによる造形物によって調査した[3]．マイクロX線CTは高い空間分解能を有しているため，その関心領域は非常に小さく，マイクロX線CT画像由来の3次元モデルから造形した実物大モデルも同様に非常に小さい．そこで，彼らは海綿骨の3次元モデルを約200倍に拡大した拡大モデルを造形し(図5)，その造形物の力学試験によって海綿骨の力学特性を調べた[3]．このように3Dプリンターは骨梁のような微細構造物の拡大モデル造形として利用することもできる．

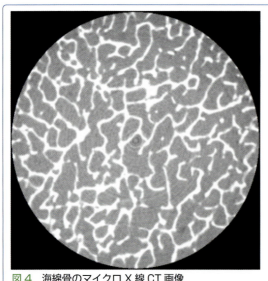

図4　海綿骨のマイクロX線CT画像

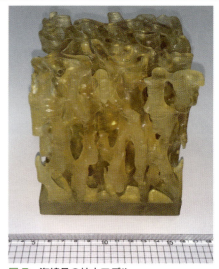

図5　海綿骨の拡大モデル

参考文献

1) 河野順，伊東昌子，河野美香，他：ヒト腸骨海綿骨の有限要素解析による力学特性の評価．日本放射線技術学会雑誌　2001；57(11)：1372-1379．
2) 内山徹，谷澤龍彦，村松日和，他：マイクロCTを用いた骨梁微細構造の評価および力学的特性との相関．臨床整形外科　1998；33(8): 969-974．
3) Takatoshi Umeno, Toshiaki Hara, Naoto Endo : Fragility of Vertebral Trabecular Bone under Various Loading Orientations in Ovariectomized (OVX) Rats. Journal of Biomechanical Science and Engineering 2007; 2(4): 178-186.

2.2　人工骨

　人工骨は，骨の欠損部分を補う人工素材のことを指し，骨折や腫瘍などによって失われた骨を補うために使用される．人工骨には生体適合性の優れた素材が使用され，セラミックが広く使用されている．人工骨と骨の結合には，人工骨内部に細胞を遊走させ，骨質を再生させて強固な結合を得ることが重要であることから，内部に無数の微細な穴が空いたセラミック多孔質体を用いる．一般に，セラミック多孔質体は気孔率が50％以上であり，細孔径が 1 μm～1mm の連続した空孔を有している[4]．

　生体用セラミックとして代表的なものは，β-リン酸三カルシウムとハイドロキシアパタイトである．これらは生体活性でダイレクトに骨と結合するが，素材としての強度が低いといった問題がある．また人工骨は骨の欠損部に補填されるため，骨との結合が完了するまでの支持性の確保や，欠損に合わせた形状が必要であるなどの問題もある．

　骨の欠損部はX線CTを利用すると詳細に欠損部を観察でき，骨の3次元モデルによって欠損形状に合致する人工骨部の3次元モデルが作成できる（図6）．人工骨部の3次元モデルが用意できれば，3Dプリンターへの応用が考えられる．山澤らは人工骨を3Dプリンターで造形する手法の開発を行っており[5]，彼らは α 型リン酸三カルシウムを主材とした骨ペースト用粉末を造形材料として使用し，インクジェット式粉末積層造形法を用いた．一般的に，3Dプリンターは汎用性が高く，さまざまな造形材料および造形法を応用でき，従来法では得られない複雑な骨構造が再現可能である．近年では，3Dプリンターを使った人工骨の造形技術が実用化されつつある．

　造形された人工骨は骨の欠損形状に従って形状を決定するため，欠損部に

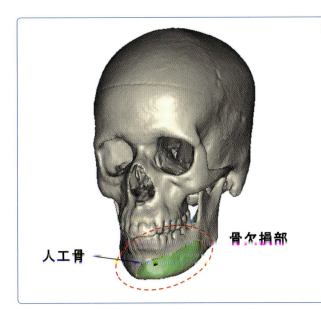

図6　骨欠損部と人工骨部の3次元モデル

ぴったりはまり，支持性が高いといった利点がある．また積層造形法によって複雑な内部構造を造形することができるため，内部への骨進入を促進するための無数の微細な穴を設置することができる．したがって，欠損部に補填する人工骨に皮質骨および海綿骨様構造を有する造形も可能である．

2.3 インプラント

3D プリンターの利用には，対象物の3次元モデルが不可欠であり，手術で使用されるインプラントの3次元モデルも利用できる．手術前計画に沿った仮想手術をコンピュータ上でシミュレートする場合，X線CT画像から作成された患部周辺の3次元骨モデルとインプラントの3次元モデルが利用できるため，骨切りの再現，骨形状にフィットするようなインプラント形状の決定やインプラント設置位置の確認など，詳細な手術前計画を可能とする．さらに，それら3次元モデルを基として，3D プリンターによって造形することで，骨とインプラントの実物大モデルを用いた手術前計画も可能となる．

近年では，金属材料を使用した金属3D プリンターが普及してきており，金属積層造形によるチタン合金製インプラントの作製が試みられている．3D プリンターの利用によって，鋳造・鍛造などの従来の製造法では不可能であった内部格子構造を有する構造体や，任意の気孔径・気孔率を有する3次元多孔質構造体などが作製可能となり，インプラント構造の選択肢が大きく広がることになる．また，シミュレーションによって患部の骨形状にフィットするインプラントの形状設計することで，患者一人ひとりに適合したカスタムメイドインプラントの実現が期待されている．

ただし，金属積層造形によるチタン合金製インプラントについては，力学特性の面で懸念が挙げられている．積層造形したチタン系金属の力学特性は，力学的安全性は実用レベルを超えているものの，従来法の鋳造や鍛造により作製されたチタン合金よりも疲労強度が低い傾向にある，との報告がある[6]．さらに，造形後のチタン合金に表面処理を施すことで，疲労強度が向上するなどの報告[6]もあり，積層造形チタン合金の実用化が期待されている．

参考文献

4）立石哲也：ここまできた人工骨・関節－バイオマテリアルから再生医工学へ－．In：立石哲也（編）．米田出版．2012．

5）山澤建二，横田秀夫，姫野龍太郎，他：粉末積層造形法を用いた人工骨成形法の提案－成形性の検討－．生体医工学 2007；45(2)：169-176．

6）久森紀之：レーザ・電子ビーム積層造形法によるカスタムメイドインプラントの作製．日本機械学会誌 2015；118：22-25．

（笹川　圭右）

2.4 実物大骨モデルによる骨形状評価と手術への応用

ポイント
・患者固有の骨形状を現実空間で把握できる.
・手術計画，手術シミュレーションに利用することで安全，正確な手術が可能となる.
・画像ソフトウェアの処理等をおこなうことで，詳細な情報が付加された特殊加工実物大骨モデルの作成が可能である.

　実物大骨モデルによる骨形状評価と手術への応用をはじめ，実物大骨モデルを用いた手術支援の特徴は，術前に患者固有の骨形状を直接手で触れ，目で見ることにより立体的に把握できることである．CT の3次元再構成画像や3D 画像が普及し立体的な骨形状の評価が容易になったが，手術支援という点では実物大骨モデルによるリアルな骨形状の評価は仮想空間である画像情報にはないメリットがある[1].

　骨格に著しい変形や大きな骨欠損を伴う症例に対する難易度の高い手術に対して骨モデルを使用した術前計画や手術シミュレーション[2-5] をおこなうことで，適切な治療方針の決定，手術手技の精度の向上，複雑な手術イメージのスタッフ間での共有が可能となり，手術の安全性や正確性の向上が期待できる.

　股関節手術では骨の形状が複雑なことや術中に可視できる骨が限られていることから，実物大骨モデルの有用性は特に大きいと考えられる.

1. 実物大骨モデル

　実物大骨モデルを作成することで患者固有の立体的な股関節（骨盤，大腿骨）の形状が再現できる（図7）．症例により骨盤，大腿骨，両方など作成する骨を適宜選択することが可能である.

1. 素材
① 石膏：安価で最も多く使われている．壊れやすくリーミングは可能であるがドリリングは不可（図7）.
② 樹脂：丈夫で壊れにくいが硬いためリーミングなどの手術シミュレーションには向かない　滅菌して術野に持ち込める素材もある（図8，9）.

ポイント
石膏は滅菌が困難で水に弱いため，直接術野に持ち込むことはできない.

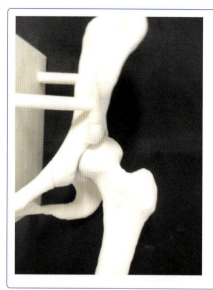

図7 骨臼蓋形成不全の股関節実物大骨モデル（石膏）

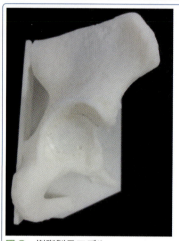

図8 樹脂製骨モデル

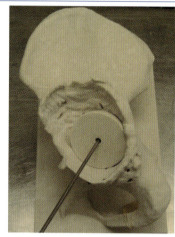

図9 術前計画通りにリーミングをおこない寛骨臼コンポーネントを設置した状態の手術シミュレーション骨モデル
寛骨臼とコンポーネントの位置関係や骨棘の形状や大きさがわかりやすい．

③ 食塩（塩造形）：比較的割れにくくリーミング，ドリリングが可能．カラープリンターによる着色加工が可能であるがプリンターが高価であるため外注が必要である（図10）．

2．特殊加工骨モデル

① 手術シミュレーション骨モデル
　3次元術前計画ソフトウェアや画像ソフトウェアの処理を行いリーミングや骨切りなどの術前計画が反映された骨モデル．
② その他の特殊加工骨モデル
　画像ソフトウェアによる処理やカラープリンターを用いることで病巣や残存インプラントなどの詳細な情報を付加した骨モデル．

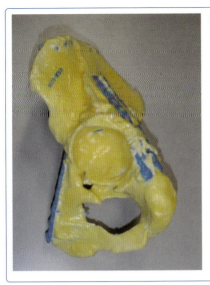

図10 骨盤骨折内固定後の外傷性股関節症の骨モデル
カラープリンターを使用し，プレート，スクリューが識別可能な加工が行われている特殊加工骨モデル（塩造形）．

2．手術への応用

1．骨形状の把握

画像検査では把握しにくい寛骨臼の形状や骨棘などの評価が可能である．骨切り後や骨折後など著明な変形のある症例では特に有効である（図11）．

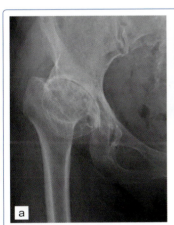 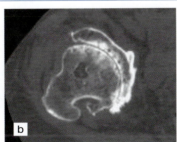 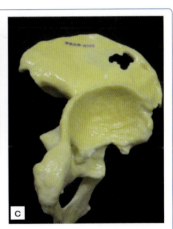

図11
(a) 寛骨臼回転骨切り後の股関節症の単純X線像．　(b) で寛骨臼の後壁欠損がみられるが，実物大骨モデル (c) では寛骨臼の形状などがより把握しやすい．

2．手術計画

骨モデルを骨切り線やインプラントの設置位置の設定などの術前計画に用いることができる（図12）[3]．

3．手術シミュレーション

骨モデルで得た情報をもとに骨切りや，リーミングなどの手術シミュレーションを行なうことができる（図13）．手術シミュレーション骨モデルを作

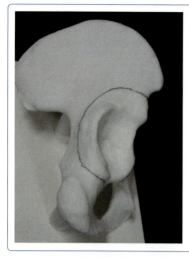

図12 寛骨臼回転骨切り術予定の臼蓋形成不全
骨切り予定の線を骨モデルに記している.

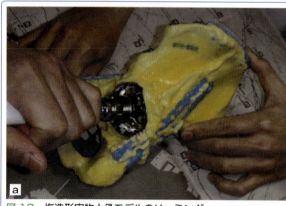
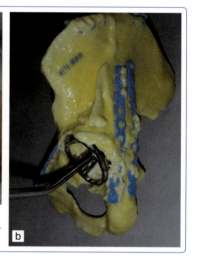

図13 塩造形実物大骨モデルのリーミング
(a) リーミングしカップトライアルをあてがい (b) 手術シミュレーションを行なった.

成することでより正確な手術シミュレーションが可能となる.

4．手術中の参照

骨モデルを手術室で参照しながら手術操作を行うことができる. 滅菌可能な素材で骨モデルを作成した場合には術野に持ち込むことも可能である.

3．手術の応用例

1．臼蓋形成不全に対する寛骨臼回転骨切り術

寛骨臼回転骨切り術は骨盤を弯曲ノミで球状に骨切りして回転させる術式である. 複雑な形状の骨盤を正確に骨切りすることは容易ではない. 術中に露出し可視できる骨は限られており, 立体骨モデルでの術前計画で骨切り線を設定することは有用である. 画像ソフトウェアで処理を行い作成した手術シミュレーション骨モデルではさらに正確な骨切り線の設定と骨頭の被覆を考慮しながらの寛骨臼骨片の回転シミュレーションも可能となる (図14).

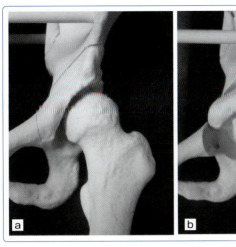
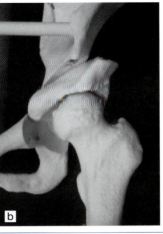

図14 寛骨臼回転骨切り術の手術シミュレーション実物大骨モデル
画像ソフトウェアで計画した骨切り線で骨モデルが分離されており(a)、寛骨臼の回転シミュレーション(b)が可能である。

2. 著明な変形を来した関節症に対する人工股関節全置換術

通常とは異なる骨格や著明な変形を来した関節症では人工関節のインプラント設置位置やサイズの決定に難渋することがある。骨モデルを用いたインプラント設置をシミュレーションすることで安心して手術に臨むことができる（図15）。

3. 大きな骨欠損を有する人工股関節再置換

大きな骨欠損を有する症例では設置するインプラントの種類やサイズ、骨移植やサポートリングの使用について術前計画することが重要である。画像検査や術前計画ソフトだけでなく立体骨モデルでの手術シミュレーションは非常に有用である（図16）。

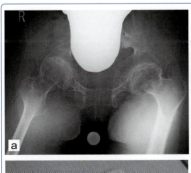
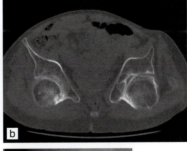
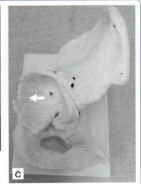

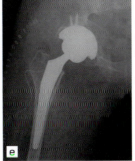

図15 骨系統疾患(OS-MED)の股関節症
特異な骨盤形態で単純X線(a)やCT(b)のみでは形状の把握が不十分であり、手術シミュレーション骨モデル(c)を作成した。骨盤の前傾が強く、寛骨臼の後壁が低形成であることがわかる（大印）。術前計画では寛骨臼コンポーネントの直径は58mmであった。術前にトライアルを設置し可動域やインピンジメントの検証もおこなった(d)。計画通りの手術が実施できた(e)。

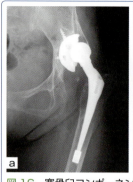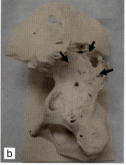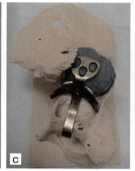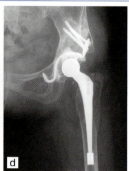

図16 寛骨臼コンポーネントが脱転した症例
(a) X線像.
(b) インプラントを除去した状態の骨モデルでは大きな骨欠損が生じていること（矢印）がわかった.
(c) サポートリングのトライアルと粘土（移植骨）で手術シミュレーションを実施.
(d) KTプレートと同種骨移植にて再置換術をおこなった.

4．骨盤骨折に対する骨接合術

　骨盤骨折に対するプレート固定で長いプレートを正確にベンディングすることが困難なことがある．術前に骨モデルにあてながらプレートをベンディングした後，滅菌して手術で使用することで手術時間の短縮が図られる（図17）．

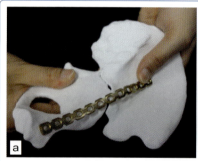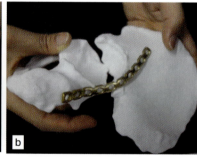

図17 実物大骨モデルを利用した術前のプレートベンディング
陳旧性の骨盤骨折（pelvic discontinuity）の症例で術前に骨モデルを参考にプレートをベンディングし手術で使用した（a,b）.

5．大腿骨頭壊死症に対する大腿骨頭回転骨切り

　大腿骨頭回転骨切りは大腿骨頭壊死症の代表的な術式であるが，手術適応の判断や手術操作に経験が必要とされる．MRI画像を参考にCTデータを画像ソフトウェア上で処理をおこなうことで骨頭の壊死部を識別できるような骨モデルが作成できる．さらに骨切りシミュレーションの処理を加えることで計画した骨切り線で分離した骨モデルを作成することも可能である（図18）．

6．その他の症例

　我々には経験がないがFAIに対する骨切除や骨腫瘍の切除術等にも応用が可能であると考えられる．

略語
FAI：femoroacetabular impingiment

2. 3Dプリンターで作れるものとそのメリット

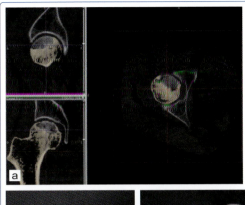
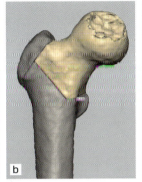
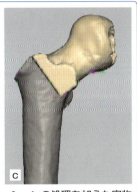
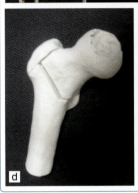
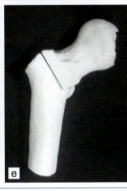

図18 骨切りシミュレーションの処理を加えた実物大骨モデルの作成
(a) MRI画像を参考にCTデータ上で壊死部の範囲を決定する．
(b,c) 画像ソフトウェアでの骨切りシミュレーション．骨片の回転のシミュレーションも行いながら至適な骨切り線と回転方向・角度の決定が可能である．壊死部は骨欠損として処理し識別可能になっている．
(d) 術前計画通りに骨切り線で分離されたシミュレーション骨モデル．
(e) 90度前方回転で荷重部が健常骨で置換されることが確認できる．

4. 課題

1．関節の分離

股関節の実物大骨モデルを作成するにはCT (DICOM) データで骨盤と大腿骨の分離作業が必要である．関節軟骨が残存している正常股関節や臼蓋形成不全，FAIの症例ではこの作業は比較的容易であるが，関節軟骨が消失している症例や残存インプラントがある症例では特殊な画像ソフトや煩雑な作業が必要になる場合がある．

2．体位

人工股関節の寛骨臼コンポーネント設置や寛骨臼回転骨切りなど角度が重要な手術操作を要する症例では，骨盤を術中と同様の体位で固定した状態で術前計画を行うことが望ましい．DICOMデータで骨盤の座標系を変換し台座を付けて術中の体位を反映させた実物大骨モデルを作成することができる．

3．コスト

近年，3Dプリンターの価格は比較的安価に入手可能となったが，特殊加工骨モデルの作成などは高価な画像ソフトウェアや業者への外注が必要となる．診療報酬の保険点数加算のみではカバーできないのが実情である．

まとめ

　股関節手術において実物大骨モデルの手術支援は金銭的，時間的なコストの問題はあるものの，その有用性は明らかである．X線やCTなどの画像検査と骨モデルでの印象が大きく異なることは少なくない．

　特に著明な変形などがあり技術的に困難が予想される症例では手術の正確性，安全性の向上が見込めるだけでなく医師，患者双方が安心して手術に臨める精神的な効果も併せ持つ．また，実物大骨モデルを使用した術前計画や手術シミュレーションは股関節手術を学ぶ医師のための教育ツールとしても有効である．

参考文献

1）Xu J, Li D, Ma RF, Barden B, Ding Y : Application of Rapid Prototyping Pelvic Model for Patients with DDH to Facilitate Arthroplasty Planning: A Pilot Study. JArthroplasty 2015; 30(11): 1963-1970.
2）平山隆久，矢野寛一，平川　敬，他：寛骨臼回転骨切り術における骨立体モデルを利用したシミュレーション手術の有用性．整形外科と災害外科 1997; 46 :166-170.
3）黒川陽子，杉 基嗣：脳性麻痺股関節脱臼に対する骨切り術の小工夫 実物大立体骨モデルを用いて．日本脳性麻痺の外科研究会誌 2015; 25: 19-22.
4）川西利幸，吉田行雄，井口普敬：THA再置換 高度骨欠損を伴う人工股関節再置換術症例に対する三次元骨モデルの有用性．日本人工関節学会誌 2013; 43: 377-378.
5）田中　歩，大塚博巳，森島達観：股関節中心性脱臼後の2次性変股症に対するTHAに際しカスタムメイド3次元骨モデルが有用であった1例．中部日本整形外科災害外科学会雑誌 2015; 58(3): 507-508.

（外注業者）

　アルスロデザイン株式会社 http://arthrodesign.com/ 各種手術シミュレーション骨モデル
　ソニーイーエムシーエス株式会社 http://www.sonyemcs.co.jp/ 塩造形骨モデル 2.4 症例個別的テンプレート（PST）

2.5　患者個別手術テンプレート

> **ポイント**
> ・患者個別手術テンプレートは患者固有の骨形状を利用した手術ガイドで，低コストながらコンピューターナビゲーションに匹敵する精度で術前計画通りに手術を遂行することが期待できる

　PSTは患者固有の骨形状に合わせて作成される手術ガイドで，術前計画通りに手術を遂行するための手術支援ツールの一つである．同様の目的でコンピューターナビゲーションシステムは，その精度は実証されているが，高額なコストや手術時間の延長などの問題で普及には至っていない．その代用になりうるものとしてPSTの開発が行われ，人工膝関節では製品として使用されている．股関節の分野でも臨床使用の報告があり[1-3]今後の発展が期待される技術の一つである．

　本項ではPSTの基本概念に加え，筆者が試験的に作成したPSTの一部を紹介する．

略語
PST: patient specific template
（患者個別手術テンプレート）

同義語
PSI: patient specific instruments
PSG: patient specific guides

1. PSTとは

1. 概要

PSTは患者の骨の一部に適合させ骨切りやリーミングなどの骨の処理やインプラント設置の位置，方向などの手術操作を誘導する機能を持つ患者固有の治具である．

2. 構造

PSTの種類や機能により形状は様々であるが，基本構造は患者の骨に接するようにデザインされた基部と骨切りや設置を誘導する機能を有するガイド部で構成される（図19）．

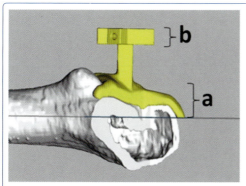

図19 PSTの基本構造
a：基部，b：ガイド部

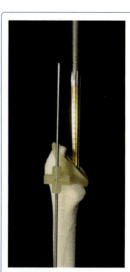

図20 PSTを設置した実物大骨モデル
PSTのガイド（ワイヤー）が髄腔リーミングの方向を指示している．

3. 使用法

使用法は個々のPSTの機能，デザインにより詳細は異なるが，「術中に患者の骨の一部にPSTの基部を適合させ，ガイド部の機能によりドリリング，骨切り，リーミング（図20），インプラント設置などの誘導を支援して手術操作を行う」が基本である．

4. メリットとデメリット

利点

- 通常のガイドや術者の目視による確認だけにたよる手術操作にくらべ精度が高い．PSTは患者の骨に適合させて使用するために術中の体位変動に影響をうけないことが特徴である．
- コンピューターナビゲーションシステムと比較して低コスト，レジストレーションやアンテナ用のピン刺入が不要で手術時間の延長，侵襲の増大が少ない．
- 実物大立体骨モデルを同時に作成することでPSTを設置するイメージがしやすくなる．

ポイント
コンピューターナビゲーションシステム使用では，15～30分の手術時間の延長が生じるが，PSTでは5～10分程度の延長にとどまる．

弱点
- 術前に手術計画，PST の設計，作成などに時間と手間がかかる．
- PST の適合性が不良の場合には精度が落ちる．
- 症例ごとにコストがかかり，特に作成を外注する場合には診療報酬の保険点数加算だけではカバーできない．

ポイント
PST の基部が単純な平面や球面であると適合性が不良となりやすい．
骨棘など特徴的な形状の骨に適合する基部を作成するのがポイントである．
また，PST の基部と接する骨の間に軟部組織が介在すると，適合が不良となるので，必要最小限の軟部組織の切除が必要となる．

2. PST の応用例

1．人工股関節全置換

筆者らは 3D 術前計画ソフトのデータをもとに設計，作成する人工股関節用の PST を開発し臨床試験で使用した（図21）．正確なインプラント設置が可能であり，著明な変形を有する症例などには特に有効であると考えられる．

2．寛骨臼回転骨切り

寛骨臼回転骨切りでは骨切り線の設定が重要であるが，そのメルクマール

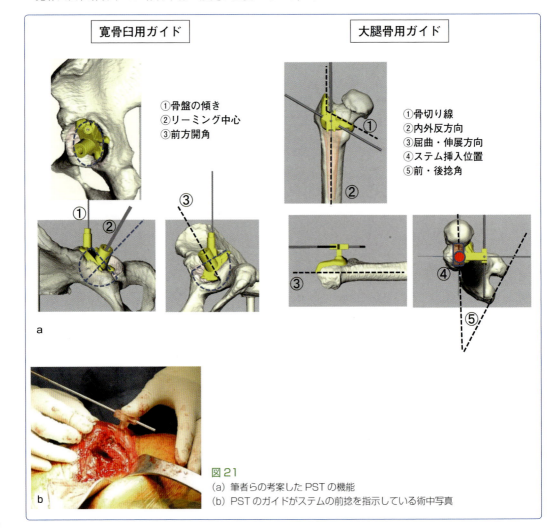

図21
(a) 筆者らの考案した PST の機能
(b) PST のガイドがステムの前捻を指示している術中写真

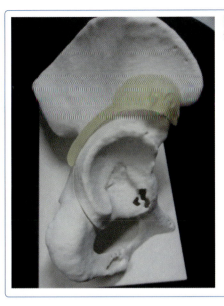

図22 寛骨臼回転骨切りの骨切り線を記すためのPST

となる骨性の構造物（関節裂隙や大坐骨切痕等）は軟部組織に覆われており視認することが困難であることが多い．筆者らは画像ソフトウェア上で設定した骨切り線を手術時に容易に描画することが可能なPSTを作成している（図22）．

3．大腿骨骨切り術

大腿骨骨切り（内反骨切り，外反骨切り，骨頭回転骨切り）にも応用が可能である．大腿骨の回旋方向に正確な骨切りが可能なことが特徴である（図23, 24）．

まとめ

人工膝関節の器械には骨切りガイドやアライメントガイドなど数多くの治具が標準装備されているが，人工股関節の器械では寛骨臼コンポーネント設置ガイドなど一部に限られ，その他の操作は術者の目視による確認で行われているのが実情である．

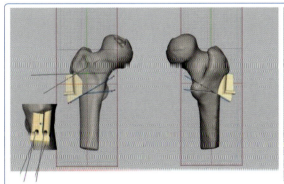

図23 大腿骨頭壊死に対する大腿骨内反骨切りのPST

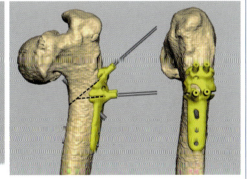

図24 大腿骨頭すべり症術後の変形治癒に対する外反矯正骨切りのPST

術者の目視による確認のみでは著明な骨の変形がある場合には誤差が生じる可能性があり，通常の寛骨臼コンポーネント設置ガイドは術中の体位変動により設置角度が影響を受ける欠点がある．人工股関節のインプラント設置位置が術後成績に影響することが広く認識されるようになり，骨の変形や術中の体位変動に影響を受けずに術前計画通りに正確なインプラント設置が可能なPSTが注目されている．

また，実物大立体骨モデルを作成し術前計画をおこなった際にいかにその計画を遂行するかという問題が生じるが，PSTは一つの解答になりえるだろう．

しかし人工股関節のPSTは解剖学的な問題等で作成がやや困難であり，実用化は人工膝関節に遅れをとっている．またコンピューターナビゲーションシステムのような高額な初期投資は不要であるが症例ごとのコストや手間がかかることやPSTの適合性により手術操作の誘導精度が左右されるなど，今後の工夫や研究が必要である．

参考文献

1）Hananouchi T, Saito M, Koyama T, et al : Tailor-made Surgical Guide Reduces Incidence of Outliers of Cup Placement. Clin Orthop 2010; 468: 1088-1095.
2）伊藤英也, 田中健之, 大嶋浩文, 他 : 患者固有人工股関節設置ガイドの臨床試験. Hip Joint 2014; 40: 891-895.
3）山本大樹, 中村琢哉, 丸箸兆延, 他 : Patient specific instruments を用いて大腿骨頭回転骨切り術を施行した1例. 臨床整形　2015; 50(5): 295-499.

（外注業者）

アルスロデザイン株式会社　http://arthrodesign.com/　各種PSTの作成

（伊藤　英也）

3 3Dプリンター製品の作成手順

3.1 機器

> **ポイント**
> ・断層画像の撮影条件によっては3次元モデルの形状精度に影響を与える．撮影条件の中でも多大な影響をもたらす項目が，画像ピッチである．

生体内組織を3Dプリンターで造形する場合，以下の機器が必要となる．
＜造形する上での必要機器＞
1．医療断層撮影装置
2．3次元モデリングソフトウェア
3．3Dプリンター

　3Dプリンターによる造形を行うには生体内組織の3次元モデルが必要となる．3次元モデルを構築するためには，対象とする患者の生体組織をスキャニングした断層画像を利用する．医療機関で利用される撮影装置の中で，X線CT装置やMRI撮影装置による断層画像が3次元モデル構築には有効であり，これらの断層画像を利用できれば，詳細できれいな生体組織の3次元モデルを構築することができる．しかし，断層画像の撮影条件によっては3次元モデルの形状精度に影響を与える．撮影条件の中でも多大な影響をもたらす項目が，画像ピッチである．画像ピッチは小さければ小さいほど，高精度の3次元モデルが構築できるが，画像枚数が多くなるため，X線CT装置ではスキャン回数の増加に伴うX線被曝の増加，MRI撮影装置では撮影時間の増加といった欠点もある．そのため，3次元モデルの使用目的に合わせた画像ピッチを選ぶ必要がある．

　図1には，画像ピッチ2.4mmと0.8mmの画像セットを用いて構築された大腿骨近位部の3次元モデルをそれぞれ示す．画像ピッチによって骨モデルの表面形状に違いがあることがわかる．画像ピッチ2.4mmは画像ピッチ0.8mmよりも3倍の画像ピッチであり，その影響は骨頭の下部において顕著にみることができる．画像ピッチ2.4mmの骨モデルでは骨頭下部に段差が確認でき，画像ピッチ0.8mmでは骨モデル表面が滑らかである．また画像ピッチが2.4mmであるということは，2.4mm以下の凹凸は3次元モデルとして再現できない，ともいえる．そのため，小さい凹凸などを3次元モデルとして再現したい場合は，画像ピッチを小さくする必要がある．

　その他，画像ピクセルはコンピュータ画像を構成する色情報をもつ最小単位であり，そのサイズも3次元モデルに影響を与える．一般的に，X線CT画像やMRI画像では0.5～1.0mm程度の画像ピクセルサイズが使用されて

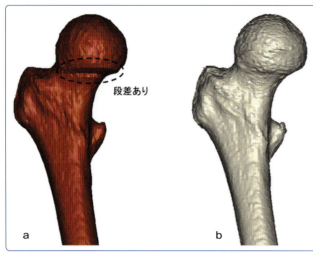

図1　骨モデルにおける画像ピッチの影響
(a) 画像ピッチ 2.4mm
(b) 画像ピッチ 0.8mm

おり，3次元モデルを構築する上で形状精度への影響はほとんどない．しかし，骨内部にある海綿骨などの微小構造を3次元モデルの対象とする場合，0.5〜1mm程度の画像ピクセルサイズでは海綿骨の微小構造を得ることは困難である．その場合，マイクロCT装置のようなピクセルサイズがマイクロメートルオーダーの撮影装置を利用する必要がある．

　断層画像を取得する場合，対象とする生体組織の描出が良好となる撮影条件を選択したほうがよい．断層画像において対象組織の描出が不明瞭であると，対象組織の抽出が困難となり，3次元モデルの構築時間がかかる可能性もある．特に，骨粗鬆症患者では骨端部における骨の描出が不明瞭となる場合が多い．対象組織の選択が容易となるように，対象組織が明瞭に描出される撮影条件を選択することが重要である．このことはX線CT撮影よりもMRI撮影で重要である．

　3Dプリンターでの造形は3次元モデルのデータに基づいてなされる．そのため，対象とする生体内組織の3次元モデルが必要であり，モデルデータ作成には市販の3次元モデリングソフトウェアを利用すると3次元モデルの構築が容易である．これらソフトウェアで作成する3次元モデルデータはSTLデータであり，そのまま3Dプリンターでの造形に利用可能である．

　STLデータは3次元CADソフト用のファイルフォーマットシステムであり，3次元形状を小さな三角形の集合体で表している．データは三角形を構成する3つの頂点の座標と法線ベクトルから構成されており，三角形の数だけ含んでいる．また，右ねじの法則に従って並んだ頂点座標によって面の表裏を定義している．

　3Dプリンターは方式によっていくつかの種類に細分化されている．代表的な4つの方式を下記に記す．

・光造形法
　液状感光性樹脂をレーザービームやランプで硬化させて立体形状とする方法であり，材料はエポキシ樹脂が主流で，試作模型や機能模型，消失模型な

関連
STLのデータ形式については8頁参照

関連
3Dプリンターの各種造形方式の詳細については5頁参照

3. 3D プリンター製品の作成手順

どの制作に利用される.

・粉末焼結積層法

ナイロンなどのプラスチック粉末や金属粉末を炭酸ガスレーザーやファイバーレーザーの熱エネルギーで溶融して3次元に積層する方法であり，金属の立体造形物も製作できる.

・溶融樹脂積層法

ABS などの熱可塑性樹脂ワイヤーを溶融して，細いヘッドより押し出して積層する方法であり，一般的な材料はアクリロニトリル・ブタジエン・スチレン樹脂（ABS）であり，最も普及している方式である.

・インクジェット法

でんぷん粉末や石膏粉末に水などのバインダー材をインクジェットヘッドから吹き付け硬化させる方法であり，複数の材料から構成される造形物を製作できる.

3.2 ソフトウェア

3D プリンターで造形を行うためには，骨のような生体組織の3次元モデルのSTLデータが必要である. 生体組織の3次元モデルを構築するためには，対象者の生体内を撮影・観察できる機器が必要となる. 簡易的で詳細な生体内情報が得られる撮影装置として，CT 撮影装置や MRI 撮影装置が挙げられる.

CT や MRI などの医療画像から3次元骨モデルの STL データを構築する場合，市販のソフトウェアを利用すると便利である. そのソフトウェアは，複数枚の医療画像の読み込み，骨領域のセグメンテーション，3次元モデル構築などの機能を有している.

市販されている代表的な3次元モデリングソフトウェアは，Mimics（Materialise N.V. Leuven, Belgium），ScanIP（Simpleware Ltd, United Kingdom），ZedView（株式会社レキシー，日本）などがある.

1. Mimics を使用した3D データ作成

ここでは，3次元モデリングソフトウェア Mimics Innovation Suite Ver.16 を使用した例を示す.

1. Mimics の起動

Mimics を起動すると，ユーザーインターフェース（図2）が表示される.

2. DICOM データのインポート

使用する CT 画像や MRI 画像などの医療画像は DICOM データを使うこ

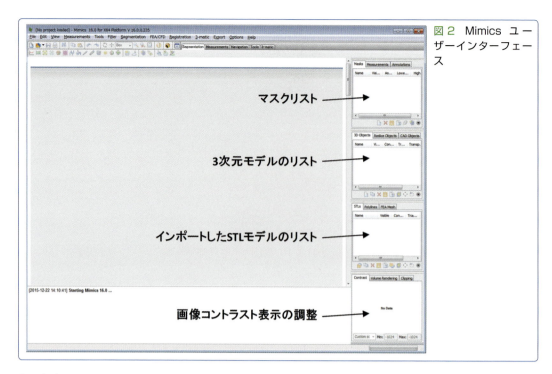

図2 Mimics ユーザーインターフェース

とが望ましい．

1. [File] メニューから [New project wizard] をクリックすると，[New project wizard] ウィンドウが表示される．
2. DICOM データが格納されているフォルダを選択して，「Next>>」ボタンをクリックすると，DICOM データの読み込みが開始される．
3. 読み込んだ DICOM データの内容が表示され，[Compression] プルダウンをクリックして [CT] を選択すると，CT 画像に合わせたノイズ除去処理が行われる．内容がよければ，[Convert] ボタンをクリックする（図3）．

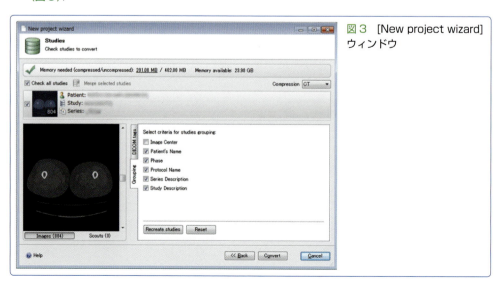

図3 [New project wizard] ウィンドウ

4. [Change orientation] ウィンドウが表示され，そのまま [OK] ボタンをクリックする（図4）．

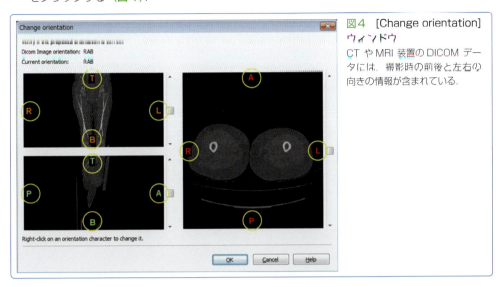

図4 [Change orientation] ウィンドウ
CT や MRI 装置の DICOM データには，撮影時の前後と左右の向きの情報が含まれている．

5. BMP や JPEG 画像を使用する場合，画像の各辺にある A（前方），P（後方），L（左側），R（右側），T（頭側），B（尾側）をクリックして，適切な方向を設定する．
6. Mimics ユーザーインターフェースにインポートした画像が表示される（図5）．

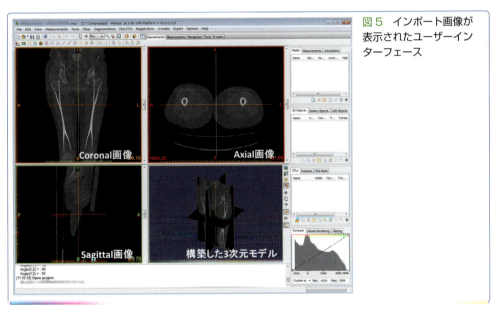

図5 インポート画像が表示されたユーザーインターフェース

3. 大腿骨のセグメンテーション

ポイント
・マスク編集により，分離・削除・追加・平滑化などを綿密に作業し 3D モデルを構築することが重要である．

　3 次元化したい関心領域を着色領域（マスク）と呼び，マスク領域が 3 次元化される．マスクを作成・編集する作業を「セグメンテーション」と呼ぶ．

①マスクの作成

1. [Segmentation] メニューから [Thresholding] を選択すると，[Thresholding] ウィンドウが表示される（図6）．

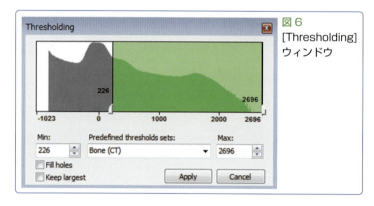

図6 [Thresholding] ウィンドウ

2. ウィンドウ内の [Predefined thresholds sets] から [Bone (CT)] を選択し，[Apply] ボタンをクリックする．[Bone (CT)] を選択すると，CT 画像における骨の規定閾値を利用する．
3. CT 画像上の骨に緑色の着色領域（マスク）が作成され，ユーザーインターフェース右側のマスクリストに [Green]（Green マスク）と表示される．

> **ポイント**
> マスクは変更可能．ここでは初期設定の色・名前を使用している．

②マスクの3次元構築

1. [Segmentation] メニューから [Calculate 3D…] をクリックすると，[Calculate 3D] ウィンドウが表示される．
2. ウィンドウ内のマスクリストに [Green] マスクが表示されていることを確認して，[Quality] を [High] に設定し，[Calculate] をクリックする．計算処理の後，マスク領域が3次元化され，3次元モデルが表示される（図7）．
3. Thresholding 機能では，閾値以上の輝度領域をすべて選択するため，大腿骨以外の領域も選択される．関心領域の大腿骨のみとなるようにマスクの編集が必要である．

③骨以外の領域の分離

1. [Segmentation] メニューから [Region Growing] をクリックすると，

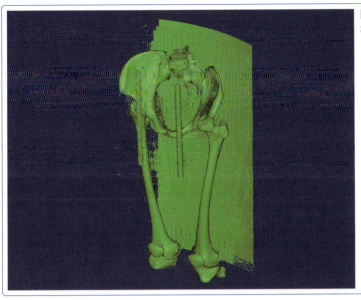

図7 [Green]マスク領域の3次元モデル

[Region Growing] ウィンドウが表示される.

2. [Source] を [Green] マスク, [Target] を [New Mask] に設定して, CT画像上のGreenマスクが設定されている大腿骨領域をクリックする.
3. クリックした点から繋がっているGreenマスクを抽出し, 新たにYellowマスクが作成される.
4. Yellowマスクを3次元構築すると, 図8のようにクリック点から繋がっていた骨領域のみを抽出されたことが確認できる. また, ここで表示される3次元モデルは使用した症例によって脛骨や骨盤の有無が異なる.

用語
[Source]
対象マスクの指定.
[Target]
抽出マスクの指定.

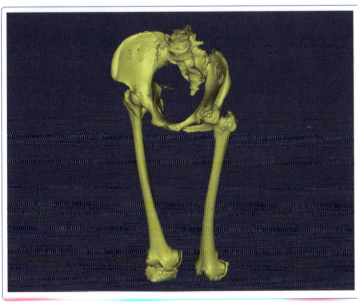

図8 [Yellow]マスク領域の3次元モデル

④脛骨および骨盤の分離
1. 抽出したYellowマスクにおいて，脛骨および骨盤が含まれている場合，マスクからそれらを分離する作業が必要となる．
2. [Segmentation]メニューから[Edit Masks]をクリックすると，[Edit Masks]ウィンドウが表示される．
3. ウィンドウ内で，[Type]を[Circle]，[Width]および[Height]を40，[Erase]にチェックする．カーソルが円形となり，左ドラッグによってマスクが削除できる．
4. CT画像上の脛骨および骨盤領域に設定されているYellowマスクを削除する．大腿骨と脛骨，大腿骨と骨盤が一緒に映っているCT画像についてマスク編集を行う（図9）．

用語
[Type]
カーソル形状．
[Width][Height]
カーソルのサイズ．
[Erase]
マスク除去．

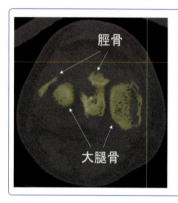 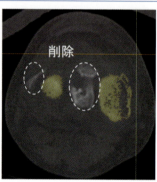

図9 マスク編集

5. 脛骨および骨盤領域のYellowマスクを削除した後，[Segmentation]メニューから[Region Growing]をクリックする．
6. [Source]を[Yellow]マスク，[Target]を[New Mask]に設定して，CT画像上の大腿骨領域をクリックする．
7. Cyanマスクが新たに作成され，Cyanマスクを3次元構築すると，図10のようになる．

⑤骨端部の修正
　特に，高齢者のような骨粗鬆症患者では，骨端部の皮質骨が薄いため，3次元モデルに穴が開いていることが多い．閉じた3次元モデルが必要なため，穴をふさぐ必要がある．
1. [Segmentation]メニューから[Edit Masks]をクリックする．
2. [Edit Masks]ウィンドウ内で，[Type]を[Circle]，[Width]および[Height]を30，[Draw]にチェックする．[Width]および[Height]のカーソルサイズは適宜，数値を変更する．
3. CT画像上の大腿骨近位および遠位の骨端部において，全ての穴を塞ぐようにマスクを追加する（図11）．

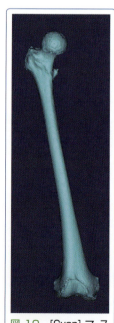

図10 [Cyan]マスク領域の3次元モデル

用語
[Draw]
マスク描写．

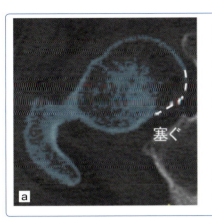 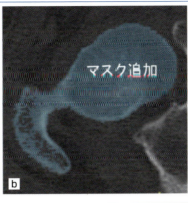

図11 骨端部におけるマスク追加
(a) マスク修正前
(b) マスク修正後

⑥ラッピング機能

ラッピング機能は3Dモデルの外殻を作成することによって、モデルの表面を滑らかにしたり、小さな穴を塞ぐことができる．

1. [Tools] メニューから [Wrap] をクリックすると，[Wrap] ウィンドウが表示される．
2. ウィンドウ内で，[Objects to Wrap] で [Cyan 3] を選択，[Smallest Detail] は 2.0，[Gap Closing Distance] を 3.0 と設定して，[OK] をクリックする．
3. 図12 のように，モデル表面を滑らかにするとともに，小さな穴が塞がれる．
4. 以上で，大腿骨の3次元モデルの完成である．

用語
[Objects to Wrap]
対象とする3Dモデル．
[Smallest Detail]
作成される三角形のサイズ．
[Gap Closing Distance]
閉じるギャップのサイズ．

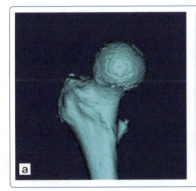 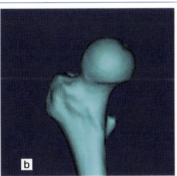

図12 大腿骨の3次元モデルの完成
(a) ラッピング前
(b) ラッピング後

4. 3次元モデルのエクスポート

1. [Export] メニューから [ASCII STL…] をクリックすると，[STL+] ウィンドウが表示される（図13）．
2. [3D] タブをクリックし，構築したモデルリストから [Wrapped Cyan 3] マスクを選択し，[Add] ボタンをクリックすると，エクスポートするモデルリストに追加され，ファイル名が表示される．
3. 保存場所を任意の場所に設定して，[Finish] ボタンを押すと，3Dモデルの STL ファイルが保存される．

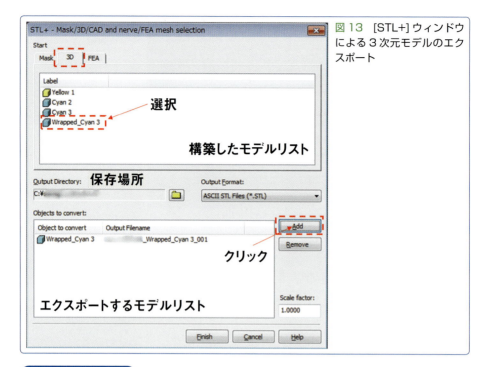

図13 [STL+]ウィンドウによる3次元モデルのエクスポート

5. その他の機能

Mimicsにはさまざまな機能が搭載されており，その中でセグメンテーションにおいて有効な機能を紹介する．

① Multiple Slice Edit

Edit Masksは表示した画像に対してマスク編集を行う機能であったが，これは，複数の画像に対してマスク編集を行うことができる機能である．

1. [Segmentation]メニューから[Multiple Slice Edit]をクリックすると，[Multiple Slice Edit]ウィンドウが表示される（図14）．
2. ウィンドウ上のTypeを[Circle]，[Select]にチェック，[Operation on active mask]では[Remove]を選択する．カーソルのサイズは画像上の修正箇所に合わせて[Width]または[Height]の値を変更する．

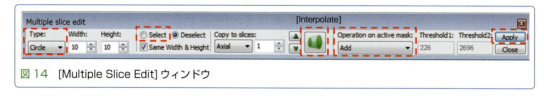

図14 [Multiple Slice Edit]ウィンドウ

3. 例えば，10枚の画像に対してマスク編集を行うとする．1枚目の画像で削除したいマスク領域を選択，その後4枚目の画像および10枚目の画像でもマスク領域を選択し，[Interpolate]ボタンをクリックすると，1枚目と4枚目の間，4枚目と10枚目の間の選択領域を補間し，1枚目から10枚目までの画像全てにマスクの選択領域が表示される．図15に概略図を示す．

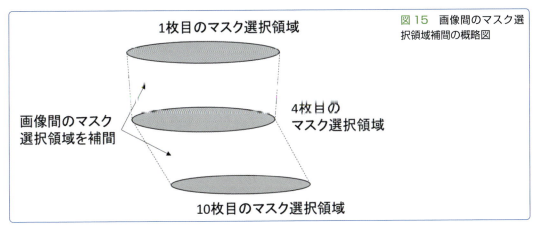

図 15 画像間のマスク選択領域補間の概略図

4. [Apply]ボタンをクリックすると，マスク選択領域が削除される．この機能は複数枚の画像を処理するためには非常に有効である．

② Edit Mask in 3D

これは，マスク編集を 3 次元モデル上で行う機能である．

1. [Segmentation]メニューから[Edit Mask in 3D]をクリックすると，[Edit Mask in 3D]ウィンドウが表示される（図 16）．また，3 次元モデルビューには関心領域内に含まれるマスクのボリュームレンダリングされた 3 次元モデルが表示される．関心領域は Axial 画像，Coronal 画像および Sagittal 画像上に矩形領域として表示され，矩形の大きさは辺をドラッグすることで変更できる．

2. ウィンドウ上の [Type] で [Circle] を選択，[Select] にチェックをつける（図 16）．

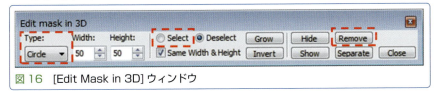

図 16 [Edit Mask in 3D] ウィンドウ

3. 表示された 3 次元モデルに対し，削除したい領域を左ドラッグすると，選択領域が色変化によって強調される．

4. ウィンドウ上の [Remove] ボタンをクリックすると，3 次元モデル上の選択領域が削除され，それに伴ってマスク領域も削除される（図 17）．この機能も複数枚の画像を処理するためには非常に有効である．

③ Cavity Fill

この機能は，マスクの塗りつぶしを行う機能である．

1. [Segmentation] メニューから [Cavity Fill] をクリックすると，[Cavity Fill] ウィンドウが表示される（図 18）．

2. ウィンドウ上の [Fill cavity of] で編集対象のマスクを選択，[Using mask] では同じマスク，または [<New Mask>] を選択する．[Multiple

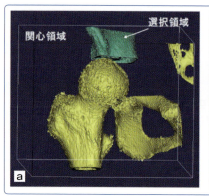
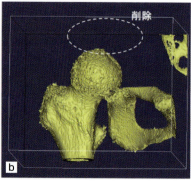

図17 3次元モデル上のマスク編集
(a) マスク削除前
(b) マスク削除後

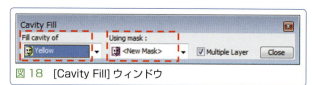

図18 [Cavity Fill] ウィンドウ

Layer] は表示画像を対象としたマスク編集であれば，チェック無，全ての画像を対象とするときはチェックをつける．

3. 画像上でマスク選択のない領域をクリックすると，[Using mask] で選択したマスクが設定される．ただし，ここでは，クリックする領域は対象マスクで閉じられていることが必須である．閉じられていない領域をクリックした場合，全ての領域がマスク選択されるので注意が必要である．

3.3 3D プリンターによる出力

ここでは，溶融樹脂積層方式の 3D プリンターである MakerBot Replicator 2 および付属ソフトウェア MakerBot Desktop（version 3.7.0.108）を使用した例を示す．

1. 造形用ファイルの作成

① **MakerBot Desktop の起動**

1. MakerBot Desktop を起動すると，ユーザーインターフェース（図19）が表示される．
2. 使用デバイス（MakerBot Replicator 2）の設定を行うため，ウィンドウメニューの [Devices] － [Select Type of Device] メニューから [Replicator 2] をクリックする（図20）．

3. 3Dプリンター製品の作成手順

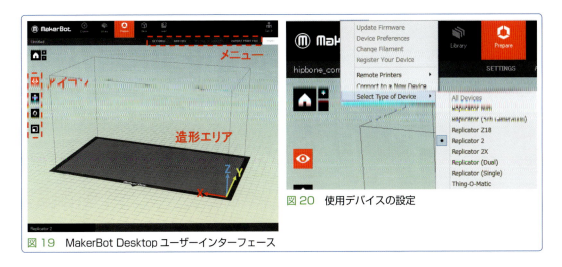

図19　MakerBot Desktop ユーザーインターフェース

図20　使用デバイスの設定

② 3次元モデルデータ，STL ファイルの読み込み

1. [ADD FILE] メニューをクリックすると，[Select object] ウィンドウが表示される．
2. STL ファイルが格納されているフォルダを選択して，表示されるファイルの中から対象 STL ファイルを指定し，「開く」ボタンをクリックすると，STL ファイルが読み込まれる．
3. 3次元モデルのサイズが大きすぎる場合，サイズ変更の注意ウィンドウが表示される．実物大骨モデルを造形する場合，3次元モデルのサイズが造形可能範囲を超えている可能性があるため，3次元モデルの分割や変更が必要である．ここでは造形のためのデモを示す．サイズそのままの場合は「Don't Scale」ボタン，サイズ変更の場合「Scale to Fit」ボタンをクリックする（図21）．ここでは「Don't Scale」ボタンをクリックした．

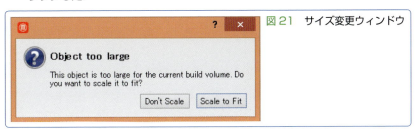

図21　サイズ変更ウィンドウ

4. 中央の作業エリアに対象モデルが表示される（図22）．

③選択モデルの位置決め，リサイズ

1. 造形領域にある台座上の対象モデルの位置や底面指定における対象モデルの位置姿勢，リサイズを決定する作業である．
    ※マウス操作について
        左クリック：モデル選択
        左ドラッグ：モデルの並進移動　　右ドラッグ：ビュー回転

39

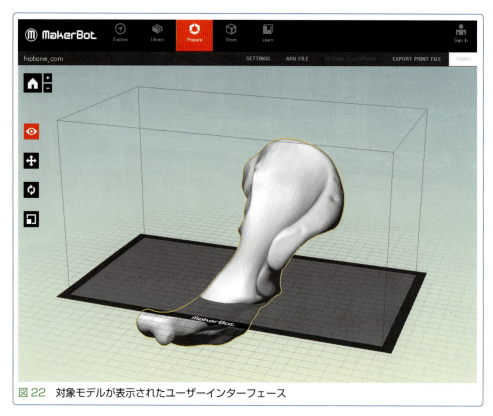

図 22　対象モデルが表示されたユーザーインターフェース

※アイコンについて（図 23）

- ビューボタン：作業エリアに対するビューを指定する
- 移動ボタン：選択モデルを並進移動
  - 「On Platform」ボタン：台座底面上に移動
  - 「Center」ボタン：台座中央に移動
- 回転ボタン：選択モデルを回転
- サイズボタン：選択モデルをリサイズ
  - 「Maximum Size」ボタン：作業エリアの最大サイズにリサイズ

2．選択モデルの位置姿勢を編集後，「On Platform」ボタンを押して，選択モデルを台座底面に移動させる（図 24）．

3．選択モデルが作業エリアよりも大きいため，サイズを 50% にリサイズする（図 25）．

3. 3Dプリンター製品の作成手順

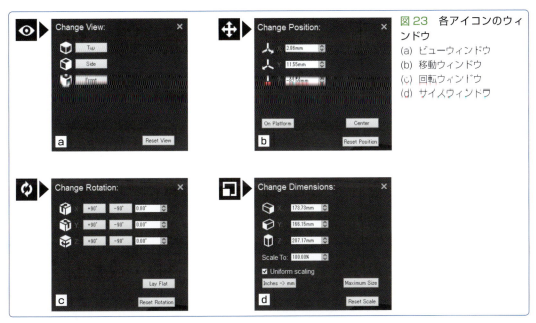

図23 各アイコンのウィンドウ
(a) ビューウィンドウ
(b) 移動ウィンドウ
(c) 回転ウィンドウ
(d) サイズウィンドウ

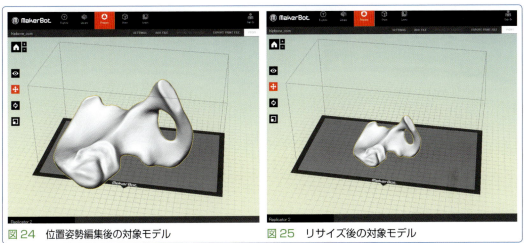

図24 位置姿勢編集後の対象モデル　　図25 リサイズ後の対象モデル

④造形条件の設定

1. [SETTINGS] メニューをクリックすると，[Print Settings] ウィンドウが表示される (図26)．
   ここでは，品質や積層ピッチ，充填率，材料などを設定する．
   　「Raft」：対象モデルと台座の間にサポート構造を作成する．造形物が台座から外しやすくなる．
   　「Support」：積層造形のためのサポート材 (足場) を作成する．サポート材は造形物から取り除くのは容易である．
2. 条件設定後，「OK」ボタンをクリックする．

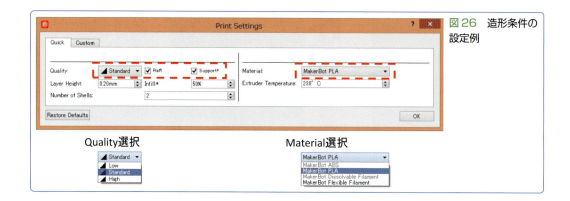

図26 造形条件の設定例

⑤造形用ファイルのエクスポート

1. [EXPORT PRINT FILE]メニューをクリックすると，[Export]ウィンドウが表示され，モデルデータの読み込み後，造形時間や使用フィラメント量などの情報が表示される（図27）．

2. 「Export Now」ボタンをクリックし，保存場所の指定およびファイル名を入力すると，造形用ファイルが作成される．

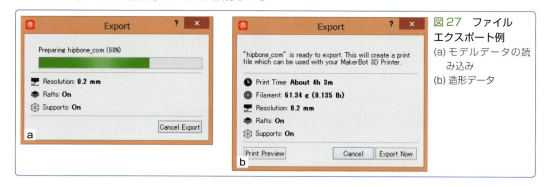

図27 ファイルエクスポート例
(a) モデルデータの読み込み
(b) 造形データ

⑥ SDカードへの保存

- MakerBot Replicator 2ではデータの受け渡しはSDカードを使用するため，上記①〜⑤で作成した造形用ファイルをSDカードにコピーする．

2．3DプリンターMakerBot Replicator 2による造形

　MakerBot Replicator 2の外観を図28に示す．装置上部にはフィラメント樹脂が送出されるエクストルーダーがあり，前面右側にはディスプレイと操作パネルの操作部，内部には造形エリアの底面となる台座がある．電源スイッチは装置後方に設置されている．

　ここではMakerBot Replicator 2での台座の位置補正の準備が整っているものとする．

3．3Dプリンター製品の作成手順

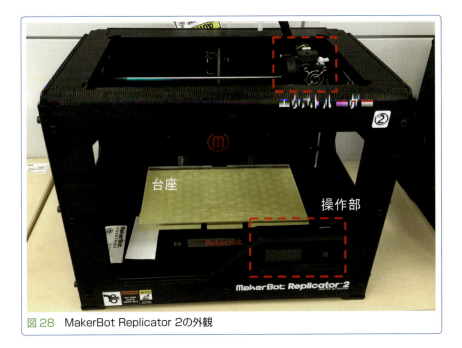
図28　MakerBot Replicator 2の外観

① MakerBot Replicator 2の起動
1．MakerBot Replicator 2の電源をONにして，起動させると装置内のライトが点灯する．
2．造形用ファイルを保存したSDカードを装置のSDカード挿入口に差し込む（図29）．

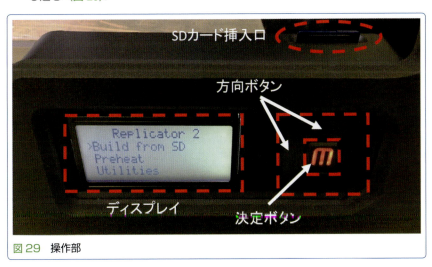
図29　操作部

② 樹脂フィラメントの装着
材料にはABS樹脂フィラメントを使用する．
1．ディスプレイに表示されているメニューから，[Utilities] - [Change Filament] - [Load] の順で選択すると，フィラメント装着の準備が開始され，エクストルーダーにあるフィラメント送出口のヘッド部が加熱

される.
2. ヘッド部温度が 230℃まで上昇すると，音が鳴り加熱が停止される.
3. 装置の後方に設置したフィラメントをチューブに通し，装置上部からエクストルーダーの挿入口にフィラメント先端を挿入する（図 30）．このときヘッド部温度は 230℃なので，溶融された樹脂がヘッド部から出てきたら，フィラメント装着完了である.
4. 操作部の決定ボタンを 3 回押すことで，初期メニュー表示に戻る.

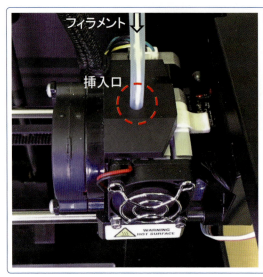

図 30　エクストルーダー

③対象モデルの造形（図 31）

- ディスプレイに表示されているメニューから，[Build from SD] メニューを選択すると，SD カードに保存されているファイル名が表示されるので，造形対象モデルのファイルを方向ボタンで指定して決定ボタンを押すと，造形が開始される（図 31）．
- 造形条件において Raft を選択している場合，始めに Raft によるサポート構造を造形する.
- モデルデータのすべてを造形し終わると，自動的に停止する.
- 対象モデルの造形物を図 32 に示す．造形物の底面には Raft として造形されたサポート構造があり，側面には Support として造形された足場がある．それらは容易に取り除くことができる（図 33）．

〔笹川　圭右〕

3. 3Dプリンター製品の作成手順

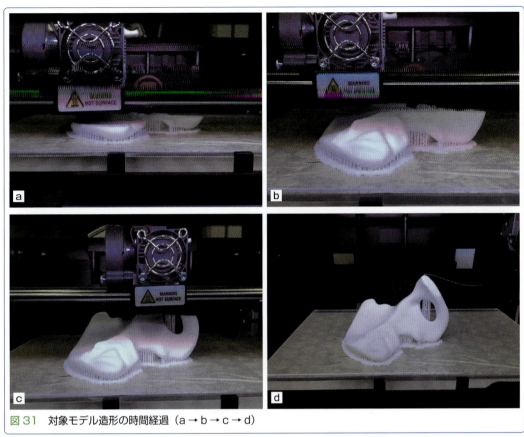

図31 対象モデル造形の時間経過（a→b→c→d）

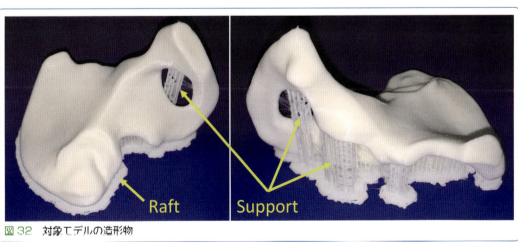

図32 対象モデルの造形物

45

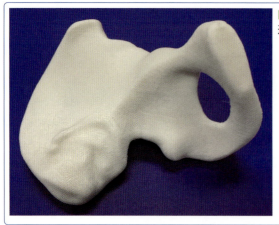

図33 サポート構造体を取り除いた対象モデルの造形物

3.4 外部発注と院内生産

> **ポイント**
> ・実物大骨モデルの作成には，外部発注と院内生産があるが，一長一短がある．コスト・時間・労力・材質・手術シミュレーションの可否などを考慮して選択すべきである．

　変形した股関節に対する手術計画や術前手術シミュレーションのための実物大骨モデルの有用性はこれまでの章でおわかりいただいたと思うが，実際の作成についてはどうだろうか．ほとんどのモデルはCTもしくはMRIのDICOMデータから作られるが，最終的な3Dプリンターでの出力については大きく分けて外部の業者に委託する方法と院内で行う方法の2つがある．本章では外部発注と院内生産について述べたい．

1. 外部発注と院内生産のメリットとデメリット

　表1に外部発注と院内生産の特徴をまとめた．外部発注ではDICOMデータから3Dデータの構築，プリントアウトまで一貫して行ってくれるため医療者側の手間は非常に少ないが，高価なのがデメリットである．これまで一部医療機関では先進医療（36. 実物大臓器立体モデルによる手術支援）で賄われていたが，それ以外の医療機関では高額な費用をすべて病院で負担していた．2016年4月に先進医療（36. 実物大臓器立体モデルによる手術支援）が廃止になり，「K939画像等手術支援加算，2 実物大臓器立体モデルによるもの」の拡充が行われたが，適応になる術式を行った場合でも保険点数は2000点であるため，依然として費用の大部分は病院負担となる．またTHAや人工股関節再置換術は「K939画像等手術支援加算，2 実物大臓器立体モデルによるもの」の対象術式になっていないため，費用は全額病院負担となる．

3. 3Dプリンター製品の作成手順

表1　外部発注と院内生産のそれぞれの特徴		
	外部発注	院内生産
作成までの所要期間	業者にDICOMデータを送付してから1〜2週間	2日間程度
費用	7〜16万円	1000円程度（設備費含まず）
医療者側の手間	データを送付のみ（業者によっては途中経過を確認）	DICOMデータからSTLファイルの作成やプリント中のトラブル対処など多岐にわたる
使用可能な材質	石膏・樹脂・塩など	PLA・ABSなど
術前シミュレーションの可否	材質によっては可能	一般的な材料では難しい

2. 外部発注を請け負う業者について

外部発注を行う際に国内で利用可能な主な業者を挙げる（表2）.

表2　外部発注を受け入れる主な業者[1]				
業者	材料	所要期間	価格	そのほか
BIOMET社	石膏	10日間程度	7〜16万円	手術計画モデルの作成が可能
LEXI社	石膏	7日間程度	4〜7万円	7日間程度
ArthroDesign.Ltd	石膏光硬化樹脂	2週間程度	10万円程度	3D手術計画の立案サービスありPST作成可能
ソニーイーエムシーエス	塩	7日間程度	10万円	PLA・ABSなど
いずれも入稿データはDICOM				

　納期や費用ではいずれの業者も大きな違いはない. すべての業者でDICOM形式でのデータ入稿が可能であり, 作成範囲や形状などを途中でチェック後, 実物が送付される. 一例として図34にBIOMET社 Biotec Bonesの場合の作成依頼書と作業の流れを添付しておくので参考にされたい.

　各社の特徴としてArthroDesign社ではZedHipによる手術計画を反映可能である. つまりZedHipで行った3Dテンプレーティングの結果に沿った骨切除モデルが作られてくるのである. またDICOMデータで入稿した場合, ArthroDesign社でZedHipを用いて3Dテンプレーティングを行い, 医師に手術計画を立案してくれる「3D手術計画の立案サービス」という面白いサービスがある. また一部においてPSTの作成も可能である（図35）.

　ソニーイーエムシーエス（株）は素材の点でユニークである. 藤田らは塩模型は石膏模型より切削感が骨に近似しており, 強度もあるため精密な切削を行うことが可能であったとしている[2]. 術前シミュレーションを行う上では大きなアドバンテージといえる（図36）.

略語
PST : patient specific template

3. その他の方法

　院内生産に関してはもう一つの方法として, データ作成を自前で行い, プリ

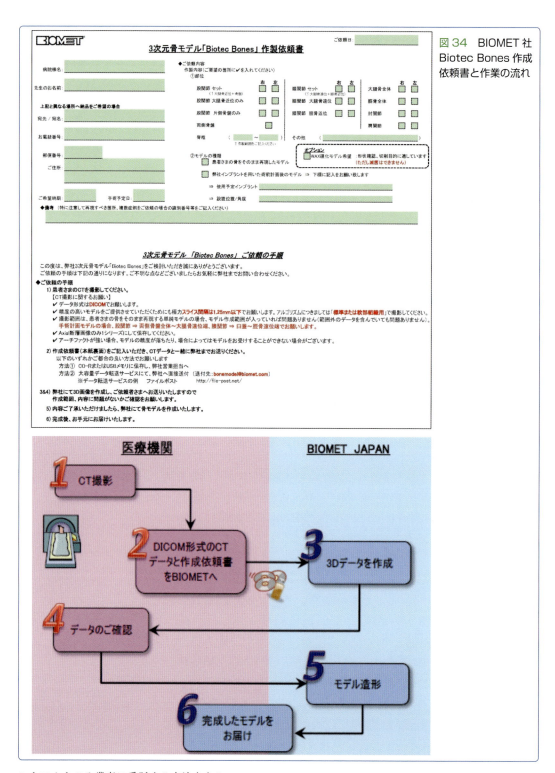

図34 BIOMET社 Biotec Bones 作成依頼書と作業の流れ

ントアウトのみ業者に委託する方法もある．

メリット

- 3Dプリンターを購入する必要がなく，イニシャルコストが節約できる

3. 3Dプリンター製品の作成手順

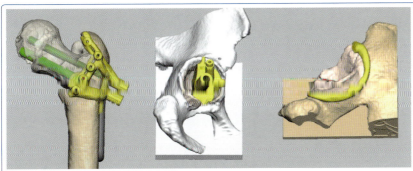

図35 ArthroDesign社で作成可能なPST
大腿骨頭前方回転骨切り術やTHA, nAOに使用するためのPST

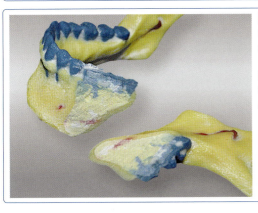

図36 ソニーイーエムシーエス（株）の塩模型
本物の骨に近い切削感が得られ，内部組織の着色が可能．写真は下顎のモデルであるが股関節でも同様のことが可能とのことである．

- さまざまな材料が選択できる
- データ作成からすべて任せることに比べれば費用は比較的安い
- 3Dプリント時のトラブルを自前で解決する必要がない

デメリット
- 費用は業者や素材にもよるが5万円程度であり，自分でプリントアウトすることに比べれば高価
- 自分でプリントアウトする場合に比べれば納期に時間がかかる

今日ではインターネットで多くの3Dプリントサービスを目にするが，一例としてDMM.make 3Dプリント（http://make.dmm.com/print/）をあげる．

材料：石膏フルカラー，アクリル，ナイロン，ABSライク，ゴムライク，チタン，真鍮，シルバー，ゴールド，プラチナ，マルエージング鋼，インコネル（ニッケル合金），アルミ

データ入稿から完成まで：1週間程度

入稿データ：STL

価格：1〜5万円程度（素材や大きさによって変わるが，骨盤半切を石膏やナイロンで作成した場合の参考価格である）

試しに著者が用意した骨盤のSTLモデルを見積もりに出した結果を示す（図

49

37)．材料によって納期，価格はさまざまであるが，術前の手術シミュレーションが目的であれば石膏を，滅菌のうえ術野に持ち込むことを考えればナイロンを選択することになるだろう．いずれもデータ作成から業者に発注する場合に比べればかなり安価である．

　大学病院のように工学部と連携可能な医療機関では同様の方法でプリントアウトのみ工学部の施設に依頼する方法もある．筆者も以前はこの方法を採っていたが，外部業者に委託するよりも安価で納期が短かった．限られた医療機関にしか使えない方法ではあるが，工学部でも 3D プリンターを用いた研究が盛んになっており医工連携の観点からも一考に値する．

まとめ

　外部発注と院内生産についてはそれぞれメリット，デメリットがある．実物大骨モデルの有用性を経験するには初期投資のない外部発注で試してみることもよい．またここに挙げたように多くの材料を選択可能であるため，手術シミュレーションを行うには外部発注は有用であるが，コストがネックになることは否めない．以前に比べてかなり簡単に 3D プリンターを手に入れることが可能になった現在では，院内生産のハードルはかなり下がってきており，ぜひトライしていただきたい．

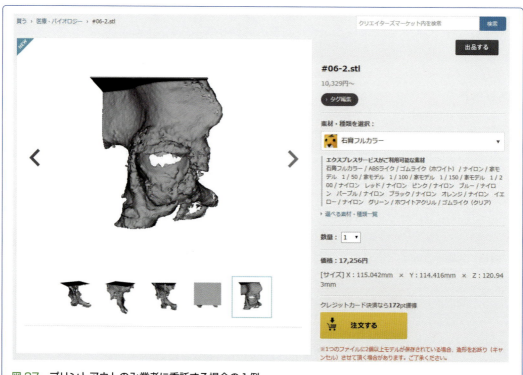

図37　プリントアウトのみ業者に委託する場合の1例
筆者が用意した STL ファイルを DMM.make 3D プリントで見積もりを取った結果である．臼蓋側に大きな骨欠損があるモデルで大きさは約 115×114×120mm である．石膏で 17,256 円，ナイロンで 10,329 円であった (2015年 12 月現在)．

参考文献

1) BIOMET 社 Biotec Bones (https://www.biomet.co.jp)
   LEXI 社 Medical Modeling Service (http://www.lexi.co.jp/products/medical-modeling-service)
   ArthroDesign.Ltd (http://arthrodesign.com)
   ソニー　イ　エムジー　エス　(株)　(http://www.snymce.co.jp/products/salt.html)

2) 藤田温志, 松田光平, 椋口　渉, 他：フルカラー 3 次元塩模型による術前シミュレーションを行い下顎埋伏歯抜去を行った 1 例. 日本口腔外科学会雑誌 2014; 60: 577-580.

（中村　祐敬）

Ⅱ部

人工股関節全置換術への
3D プリンターの活用

4 人工股関節全置換術におけるPST

　3Dプリンター技術の進歩と医療面への応用により，上肢変形治癒後の矯正骨切り術[1)]や人工膝関節全置換術[2-8)]手術支援ガイド（PSG）／患者個別手術テンプレート（PST）が用いられ，保険収載されている．PSTとは，骨表面の凹凸に適合するように設置し，手術中にガイドワイヤーの刺入方向・刺入位置や，骨切り角度・位置を規定する単回使用型のガイドである．THAにおいても，カップ設置に際し外転角と前捻角を規定するガイドワイヤーを刺入するためのガイド[9-14)]や，表面置換型THAにおける大腿骨コンポーネント設置用のガイドワイヤーを刺入するためのガイド[15-19)]，ステム設置の際の大腿骨頚部骨切り用ガイドなどのガイド[14,19,20)]が報告されている（図1）．個々の患者のCTデータを基に作製したTHAに関するPSTを用いて，良好なインプラント設置精度が報告されている[10-17)]．

　金属の3Dプリンターともいうべき3次元積層造形法によるインプラント作製や，THAにおけるカップ，ステムに関するPSTの詳細な精度は他項にゆずり，本章ではTHAにおけるPST使用の意義と背景，主に我々が行ってきた新鮮屍体標本を用いたPSTに関する研究結果（PST自体の設置精度，表面置換型大腿骨コンポーネントに関するPSTの知見，ステム設置における手術進入法やインプラント機種の違いによる手術精度）について述べる．

略語
PSG : patient specific surgical guide（手術支援ガイド）

PST : patient specific template（患者個別手術テンプレート）

THA : total hip arthroplasty（人工股関節全置換術）

用語
PSTとPSGの意味はほぼ同じであるが，本書ではPSTで統一している．

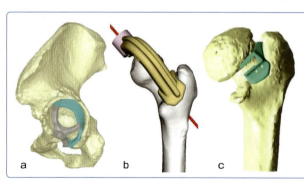

図1　THAにおけるPST
(a) カップ設置用ガイド
(b) 表面置換型大腿骨コンポーネントのガイドワイヤー刺入用ガイド
(c) 大腿骨頚部骨切り用ガイド

4.1　THAにおけるPST使用の意義と背景

　THAにおいて，カップ，ステムを適切なアライメントで設置することは，術後の種々のインピンジメント（prosthetic impingement, bone / bone impingement, bone / implant impingement）を可能な限り回避し，動作制限のない日常生活動作を実現するために重要である[21,22)]．手術進入法の改良や大きな骨頭径の骨頭が使用可能となってきた現状であっても，インプラントを適切なアライメントで設置することが，脱臼防止にとって重要な事項であることには変わらない．

4．人工股関節全置換術における PST

最近では整形外科領域における CAS の進歩により種々のナビゲーション技術が臨床応用され，術前3次元計画を目標とした正確なインプラント設置や骨切り術の実現が可能となってきた．しかしながらこうしたナビゲーション機器を備えるには，決して安価とはいえない設備投資が必要で，多くの医療施設で導入がなされていない現状がある．

その一方で3D プリンター技術の普及により PST が整形外科手術に適用されるようになり，上肢変形矯正骨切り術[1] や TKA[2-8] ではわが国でも保険収載され，一般臨床において用いられるようになってきた．上肢の変形矯正に関する矯正骨切りに使用される CT-based の PST については，おおむね良好な成績が報告されている[1]．TKA では多くの企業から MRI-based，CT-based の PST が販売されている．ただし MRI-based，CT-based いずれも，conventional な方法と比較して，大腿骨側のインプラント設置精度については良好とする報告もあるが，脛骨インプラントの設置精度や，手術時間・出血量・術後機能を含めた臨床成績に差はなく，PST の優位性に否定的な報告も多い[3-8]．

THA においても，症例に応じた PST が作製されるような環境が整い，ガイドワイヤー刺入や骨切りの際に使用されるようになってきた．ガイドワイヤー刺入としてはカップ設置用[9-14]，表面置換型 THA におけるガイドワイヤー刺入用[15-19] が，骨切り用としてはステム設置の際の大腿骨頚部骨切り用[14,19,20] がこれまでに報告され，臨床でも使用されている．

略語
CAS：computer assisted surgery
（コンピューター支援外科）

略語
TKA：total knee arthroplasty
（人工膝関節全置換術）

4.2　PST 使用による手術の特徴

PST を使用した手術を行う際に重要なことは，（1）PST が術前計画を反映した正確なガイドであること，（2）PST が適合する骨表面の軟部組織を切除して骨表面を完全に露出し，ガイドを設置する際にずれやがたつきなく骨表面と適合しているかどうかを確認して PST を正確に設置することが挙げられる．こうした要件を満たして THA を行うには，現在は後側方アプローチによる PST の報告が多いが，カップ設置用 PST を適正に使用する際には，皮膚切開は少なくとも 11 ～ 12 cm 以上必要となる．すなわち THA においてカップ設置用ガイドを使用することは，MIS とは方向性が異なる．術者がこれらの特徴をよく踏まえたうえで使用し，精度向上が得られることが望ましい．ただし日本人工関節登録制度によると MIS 手技は 40％ 以上で採用されており，PST を改良して，MIS にも対応できるガイドを導入することが必要となる可能性もある．

略語
MIS：minimally invasive surgery
（低侵襲手術）

4.3　PST の作製

画像データに関しては CT-based が主流であり，撮影時間が短く，皮質骨表面の抽出精度が高く輪郭が再現されやすいという利点がある．ただし関節

ポイント
CT-based では軟骨面に依存しないデザインとする必要がある

面における軟骨面のデータがないため，関節軟骨に適合面を有さないガイドのデザインとすることが必要である．我々は下肢皮質骨閾値（髄腔閾値ではない）については，200HU を至適な閾値とし PST を作製している[19]．

PST 作製精度に関わる要因として，(1) CT データからの 3 次元骨モデル構築，(2) 骨モデルに合わせたガイドデザインの作成，(3) 造形機による PST 作製精度の 3 つが主に関わることになる．(1) と (2) については使用するソフトの種類（Mimics〔Materialise 社，Leuven Belgium〕など）やスムージングの使用法によっても精度に影響する可能性がある．通常，PST とともに骨モデルを作製してどのようにガイドが適合するか実際に確認して術中に用いることになるが，骨モデルにガイドを合わせた時点でがたついたり適合しにくいようであればそのガイドは見直しが必要と考える．

4.4 PST の設置精度

PST を用いる際には，実際に PST が術前計画で意図したとおりに骨表面に設置されているかという，骨表面における PST の設置精度が重要となるが，臨床使用例に関して検証された報告はこれまでにはほとんどない．我々は新鮮屍体標本を用いて，PST に直径 2 mm の 4 つの金属球マーカーをとりつけ骨表面に設置し，CT を用いて術前計画と比較して PST の設置精度を検証した[19]（図2）．PST のデザイン，すなわち骨表面と接触する面積の違

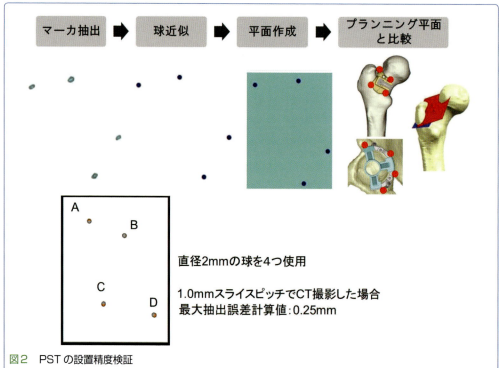

図2　PST の設置精度検証
4 つの直径 2mm 金属球マーカーをガイドにとりつけ，ガイド設置後に CT 撮像を行い，術前計画と比較することによりガイド自体の設置精度を検証しうる．

4．人工股関節全置換術におけるPST

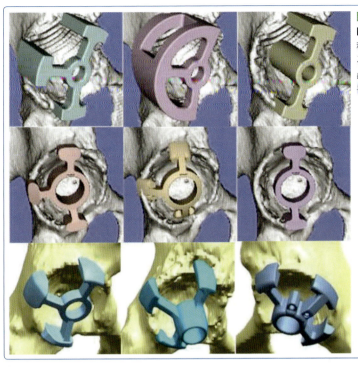

図3 THAにおけるカップ設置用PST
種々の大きさとデザインのガイドがあるが，骨表面との接触は大きいほうが設置は安定するものの，大きすぎると操作性に難が生じる．

いや形状によって設置精度は変化し，カップ設置用，表面置換型THAにおけるガイドワイヤー刺入用，大腿骨頸部骨切り用ガイドとも，皮質骨との適合する表面積が大きいガイド形状の方が，設置精度は良好であった．ただし大きければいいというものではなく，皮膚切開11〜12 cmで骨表面との適合性の確認や良好な操作性を確保するには，コンパクトな形状が求められる（図3）．

4.5　THAにおけるカップ設置用PST

　カップ設置用PSTを正確に寛骨臼縁に設置するには，皮膚切開が12〜15 cm以上必要となる．ガイドのデザインにもよるが，少なくとも10cm未満の皮膚切開では，確実にガイドが骨に設置しているかの確認が困難で不正確となりやすい．また，寛骨臼縁の骨を露出する必要があり，ガイド設置部の関節包を十分に剥離もしくは切除する必要がある．現時点で報告されているカップ設置用PSTについては，カップの外転角と前捻角を規定するガイドピンを刺入し，これに平行に[9,10,13]，あるいは軸として中空リーマーでリーミングを行い[11]，カップを設置するタイプのものが臨床応用されている．平行にガイドワイヤーを刺入するガイドでは，カップ設置精度について外転角で3.2 ± 2.3°，前捻角で3.7 ± 2.7°[10]，ピンを通した中空リーマーでリーミングを行ってカップ設置を行うガイドでは，外転角で1.6 ± 0.4°，前捻角で1.9 ± 1.1°と良好な設置を報告している[11]．なお設置精度に係る要因として，カップ設置の際に寛骨の硬さが一様でないため，カップを打ち込んでいく際に外

ポイント
現在考案されているカップ設置用PSTはMISでの使用について困難なものが多い．

ポイント
カップ設置における目標となる外転角・前捻角をPSTにより明示しても最終的にカップ設置の際には骨質の硬さなどによりカップ設置誤差が生じうる．

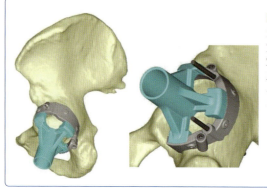

図4 外転角・前捻角のみでなく設置位置を規定するカップ設置用 PST
寛骨臼縁に固定する寛骨臼縁パーツと，カップ設置位置を規定するパーツを寛骨臼縁パーツに結合させて使用する寛骨臼用 PST．カップを打ち込む衝撃が加わると設置に誤差が生じる可能性があるため，PST はガイドワイヤー刺入や骨切りなど，衝撃が加わらないような用途で用いるべきと思われる．

転・前捻に関して，誤差が生じる傾向が報告されている[23]．ガイドワイヤーにあわせてカップを設置する場合も，当然ながらこうした影響はあり無視できないと考えられる．

我々は，外転角・前捻角のみならず設置位置（高位及び深さ）を規定するタイプとして，寛骨臼縁に固定する寛骨臼縁パーツと，カップ設置を規定するパーツを寛骨臼縁パーツに結合させて使用する寛骨臼用 PST を考案し，新鮮屍体標本を用いて，ガイド自体の設置精度及びカップの設置精度を術前計画と比較して CT を用いて検証した（図4）[19]．

術前計画とガイド設置における絶対値誤差は外転角 1.0 ± 0.9°（0.1 〜 2.8°），前捻角 1.7 ± 1.1°（0.4 〜 3.7°）と良好であったが，術前計画とカップ設置における絶対値誤差は外転角 3.4 ± 1.9°（0.1 〜 6.9°），前捻角 6.6 ± 4.4°（0.6 〜 16.2°）と大きくなっていた．このシステムではカップを打ち込む際に，カップ設置を規定するパーツを寛骨臼縁パーツに結合させるため，打ち込む衝撃が寛骨臼縁パーツに加わって角度が変化すると考えられた．THA 用に限らずこれまで報告されている PST はすべてガイドワイヤー刺入か骨切りに限った用途で使用されており，衝撃が加わるタイプの PST は用いることはできないと思われる．

4.6　表面置換型 THA における大腿骨コンポーネント用 PST

大腿骨コンポーネントのガイドワイヤー刺入に際し，CT-based で作成した PST の使用が報告されている（図5）[15-19]．皮膚切開は通常の表面置換型 THA で用いられる 12 〜 15cm の長さであれば，ガイドは十分に設置可能である．臨床例における術後 CT による大腿骨コンポーネントの設置精度について，Kunz らはステムシャフト角で平均 1.1°，前捻で平均 4.5°[15]，Raaijmaakers らは前捻で平均 2.0°（1.5 〜 2.9°），刺入位置で平均 1.8mm（1.6 〜 2.1mm）[16]，Andenaert らは前捻で平均 4.1 ± 1.8°，刺入位置で平均 2.7 ± 2.0mm と誤差を報告している[17]．

新鮮屍体標本を用いた我々の設置精度検証では，ステムシャフト角で平均 0.8 ± 0.6°，前捻で平均 1.7 ± 2.0°，刺入位置で平均 2.6 ± 1.5mm と良好

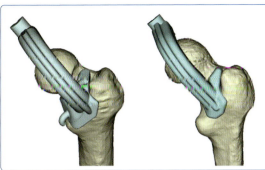

図5 表面置換型 THA における大腿骨ガイドワイヤー刺入用 PST
骨表面への接触面積が大きいほうが設置良好である.

であった[19]. 同型のシステムを用いて, 既存の手術用センタリングガイド及び CT-based ナビゲーションとの精度比較についてモデル骨を用いた実験では, PST の精度はステムシャフト角, 前捻, 刺入位置ともに, 有意に手術用センタリングガイドよりも良好で, CT-based ナビゲーションとは有意差を認めず同等に良好な結果であった (図6)[18].

ガイドのデザインに関して, CT-based では関節面における軟骨の厚みのデータがないので, 大腿骨頭の関節軟骨が残存している症例では, 関節面に依存するようなデザインでは適合が悪くなり, ガイドワイヤー刺入が不正確となる. ただし末期変形性股関節症例では軟骨は残存せず, 関節面にも適合面を有するガイドデザインの方がむしろガイドの適合は良好となる可能性があるが, 寛骨臼側と変形した大腿骨頭が接しており, 大腿骨頭の輪郭を正確に切り分けることができるかどうかがデザイン作製に影響すると考えられる.

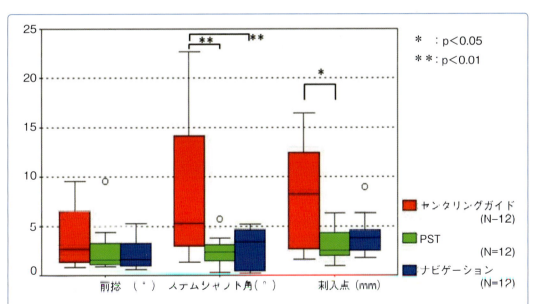

図6 表面置換型 THA におけるモデル骨に対する既存の手術用センタリングガイド, 手術支援ガイド, CT-based ナビゲーションの精度比較
前捻, ステムシャフト角, 刺入点とも既存の手術用センタリングガイドに比較して, PST 及び CT-based ナビゲーションで有意に精度が良好であった.

4.7 THAにおけるステム設置大腿骨頸部骨切り用PST

　THAにおける頸部骨切りPSTに関して，骨切り角度と骨切り高位を規定し術前計画どおりの頸部骨切りを実現する（図7）．カップ設置用PSTとは異なり，皮膚切開8〜10cmのMIS手術でも十分に使用可能である．新鮮屍体標本を用いた，後側方アプローチでの模擬手術によるガイドの設置精度及びステムの設置精度の検証では[19]，術前計画とガイド設置における絶対値誤差は，冠状面骨切り角1.6±0.7°（0.6〜2.8°），矢状面骨切り角1.0±0.4°（0.4〜1.6°），内側骨切り高位1.2±0.8mm（0.1〜2.5mm），術前計画とステム設置における絶対値誤差は内外反1.4±0.8°（0.3〜2.3°），屈曲伸展3.0±1.4°（0.5〜5.1°），内側骨切り高位0.7±0.5mm（0.1〜1.7mm）といずれも良好であった．また前外側筋間進入法用の大腿骨前面に設置する大腿骨骨切り用ガイドでも，凹凸は大腿骨近位後面と比較して乏しいものの，頸部近位のサドル部にも適合するデザインとすることで良好な設置が確保され，アナトミカルステムとテーパーウェッジステムともに，後側方アプローチで用いるガイドと同様の良好な結果がえられている[24]．capital dropが大きく頸部が骨棘に覆われ骨切り部がわかりにくい例などで特に有用で（図8）[20]．短縮骨切りや矯正骨切りを併用したTHAにおけるガイドも症例報告として報告されている[25]．

> **ポイント**
> ステム設置用PSTは，MISに使用可能である．

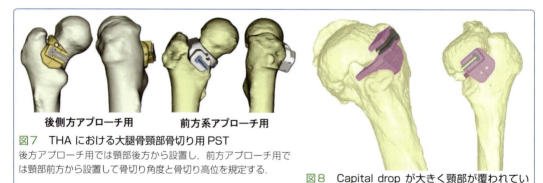

図7　THAにおける大腿骨頸部骨切り用PST
後方アプローチ用では頸部後方から設置し，前方アプローチ用では頸部前方から設置して骨切り角度と骨切り高位を規定する．

図8　Capital dropが大きく頸部が覆われている症例に対する後方からの頸部骨切り用PST

おわりに

　3Dプリンター技術の医療面への応用により，THAにおいても適切なインプラント設置を目的としてPSTが使用されるようになってきており，今後さらなる一般への普及が見込まれる．ただしその一方で，TKAにおいてはPST使用の有用性に否定的な報告も多いという現状がある．THAにおいて使用する際も，PSTの特徴，すなわち，MIS手術ではなく，PSTが適合する骨表面の軟部組織を徹底的に切除して骨表面を完全に露出し，ずれやがたつきなくガイドを正確に設置する必要があるということを十分理解したうえで用いることが肝要で，インプラント設置に関しては厳格な術後評価が

望まれる.

参考文献

1) Murase T, et al : Three-dimensional corrective osteotomy of malunited fractures of the upperextremity with use of a computer simulation system. J Bone Joint Surg Am 2008; 90: 2375-2389.

2) Hafez MA, et al : Computer-assisted total knee Arthroplasty using patient specific templating.Clin Orthop Relat Res 2006; 444: 184-192.

3) Thienpont E, et al : A systematic review and meta-analysis of patient specific instrumentation forimproving alignment of the components in total knee replacement. Bone Joint J 2014; 96-B:1052-1061.

4) Nam D, et al : Custom cutting guides do not improve total knee arthroplasty clinicaloutcomes at 2 years followup. Clin Orthop Relat Res Published online: 25 Feb 2015.

5) Sassoon A, et al : Syetemic review of patient-specific instrumentation in total kneearthroplasty: new but not improved. Clin Orthop Relat Res 2015; 473: 151-158.

6) Abdel MP, et al : Intraoperative navigation of patient-specific instrumentation doesnot predict final implant position. J Arthroplasty 2015; 30: 564-566.

7) Chen JY, et al : Functional outcome and quality of life after patient-specificinstrumentation in total knee arthroplasty. J Arthroplasty 2015; 30: 1724-1728.

8) Goyal N, et al : Does implant design influence the accuracy of patient specificinstrumentation in total knee arthroplasty. J Arthroplasty 2015; 30: 1526-1530.

9) Hananouchi T, et al : Tailor-made surgical guide based on rapid prototyping technique for cupinsertion in total hip Arthroplasty. Int J Med Robotics 2009; 5: 164-169.

10) Hananouchi T, et al : Tailor-made surgical guide reduces incidence of outliers of cup placement.Clin Orthop Relat Res 2010; 468: 1088-1095.

11) Zhang YZ, et al : Preliminary application of computer-assisted patient-specific acetabularnavigational template for total hip arthroplasty in adult single development dysplasia of the hip.Int J Med Robot 2011; 7: 469-474.

12) Buller L ,et al : The use of patient-specific instrumentation improves the accuracy ofacetabular component placement. J Arthroplasty 2013; 28: 631-636.

13) Small T, et al : Comparison of acetabular shell position using patient specificinstruments vs. standard surgical instruments: a randomized clinical trial. JArthroplasty 2014; 29: 1030-1037.

14) 中村祐敬, 他 : THA における patient specific surgical instruments の精度についての検討 – パーソナル 3D プリンターを用いて - Hip Joint 2015; 41: 655-658.

15) Kunz M, et al : Computer-assissted hip resurfacing using individualized drill templates. JArthroplasty 2010; 25: 600-606.

16) Raaijmaakers, et al : A custom-made guide-wire positioning device for hip surface replacementArthroplasty: description and first results. BMC Musculoskeletal Disorders 2010; 11: 161-167.

17) Andenaert E, et al : A custom-made guide for femoral component positioning in hip resurfacingarthroplasty: development and validation study. Comput Aided Surg 2011; 16: 304-309.

18) Kitada M, et al : Validation of the femoral component placement during hip resurfacing: acomparison between the conventional jig, patient-specific template, and CT-based navigation.Int J Med Robot 2013; 9: 223-229.

19) Sakai T, et al : Validation of patient specific surgical guides in total hip arthroplasty. Int J MedRobot 2014; 10: 113-120.

20) 坂井孝司, 他 : 人工股関節全置換術における patient specific surgical guide 設置の精度検証. 日本人工関節学会誌 2012; 42: 461-462.

21) Widmer KH, et al : Compliant positioning of total hip components for optimal range of motion. JOrthop Res 2004; 22: 815-821.

22) Miki H, et al : Anatomic hip range of motion after implantation during total hip arthroplasty asmeasured by a navigation system. J Arthroplasty 2007; 22: 946-952.

23) Nishii T, et al : Fluctuation of cup orientation during press fit insertion: a possible cause ofmalpositioning. J Arthroplasty 2015; 30: 1847-1851.

24) 坂井孝司, 他 . THA における大腿骨 neck cut 用手術支援ガイドの精度検証 . Hip Joint inpress.

25) 西井孝, 他 : コンピューターシミュレーションを応用した大腿骨頭すべり症に対する三次元骨切り術の一例 . Hip Joint 2008; 34: 272-276.

(坂井　孝司)

5 THA 寛骨臼コンポーネント

5.1 3D 術前計画によるカップ設置位置決定

ポイント
- 2次元計画では，カップの位置（内方化の程度，高位など）の計画は可能であるが，カップサイズ，角度の十分な計画はできない（これらは 3 次元計画では可能）.
- 3次元計画では，術者が術野を観察している画像を術前に作成できるので，カップの被覆の程度を把握したり，切除すべき寛骨臼の骨棘量を把握できる.
- 3次元計画における骨盤座標系にはいくつかの表現方法がある．またカップの角度を表現する定義も 3つあるので，カップの角度表記には十分注意する.

　この章では，THA における寛骨臼コンポーネント（カップ）の 3 次元（3D）術前計画について説明していく．それに先立って，従来は単純 X 線の両股関節正面を基に計画してきた背景から，2 次元での計画についての確認を含めて説明していくことにする．筆者は基本的には 2 次元での計画を重視しながら，それを 3 次元での計画に移行させる手法を採用している．その理由は，2 次元計画におけるエビデンスが豊富であることが挙げられる.

1. カップの 2 次元計画

　3 次元で計画できるのが当たり前の現在からおよそ 15 年前には，2 次元での計画が一般的で主流であったと考える．2 次元での計画で，カップの設置位置で決定することは，"カップのサイズ"，"カップの位置（高さとどれだけ内側によせるか）"，"カップの外転角度"等であった.

1．カップサイズ

　カップサイズは，教科書的には，寛骨臼の辺縁の骨に被覆されるよう（特にカップの上外側も），tear drop（Kohler's line でも可）に接するよう，かつ軟骨下骨の掘削を最小限に，等と理想的に述べられている [1]．しかしながら，すべての条件を満たすように単純 X 線で検討するのは難しいかもしれない．筆者は，臨床医開始の当初から術前に CT 検査を施行する施設に所属していたので，CT 画像からカップサイズを計測していた（他，CT 検査は大腿骨の前捻角度の把握だけでなく，骨棘の有無，程度等の情報を把握できる）．CT 横断面のどこのスライスを利用するかは以下の手順で決定している．大腿骨骨頭の中心が，およその寛骨臼の中心であること（脱臼股，寛骨臼形成不全股の場合，寛骨臼中心の方が若干下にある）か

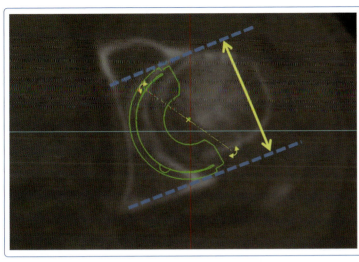

図1 CT 横断面でのカップの前後径の決定
2つの青い点線は，寛骨臼辺縁頂部のやや内側を通過している．この2つ点線の距離（黄色い矢印）を前後径としている．

ら，およそのCT横断面のスライス高位を決定する．さらに大腿骨頭中心は，CT横断面上大転子の高さと同等の高さか5mmほど低いとされているので[2]，大転子の頂部に該当するスライス高位ないしその前後の高位を参考にカップの前後径を決定している．決定された横断面上の寛骨臼において，どこの距離を前後径とするかについて定まった方法はないが，筆者は前縁，後縁ともに頂部やや内側同士の距離を参考にしている（図1）．理由はカップの辺縁を寛骨臼の骨皮質で支持したいからである．

2．カップの位置

　カップの位置決定には，その高さと水平方向の位置決定をしなければならない．高さは，カップの被覆を考える上で重要な要素となる．日本でTHAの対象となる変形性股関節症は，寛骨臼形成不全によるものが多いため，重要な事項の1つとなる．例えば被覆を増加したいがゆえに高位（上方）に設置を考えれば，カップの中心は上方に転位してしまい，理想的には原臼位の高さとする理想から外れてしまう．原臼位としたい理由は，股関節を中心としたバイオメカニクスの観点からである．どれだけ被覆しないことを許容するかについては次に3つほど過去の報告を参考に紹介する．1つめ，基準が明確でないが，10～20%の非被覆は許容できるというもの[1]，2つめ，カップの被覆度を示す，カップCE角（center edge angle）が10°以上であること[3]，3つめは，高位脱臼の分類CroweⅡないしⅢで推奨されている中間高位内側設置（tear drop line と寛骨臼最上方外側の高さの半分の高さをカップの中心とし，カップの内側端を tear drop に接するようにすること）とすること[4]，である．2つめのみ，確かなエビデンスがあり，セメントレスカップを上記基準で設置した場合，フォローアップ期間最短5年でカップのゆるみを生じた例が1例もなかったと報告されている．

　カップの水平方向の位置は，カップサイズの段落で説明した，tear drop（Kohler's line でも可）に接すること[1]を基準としている（図2）．

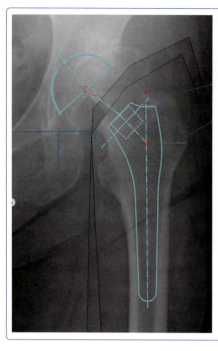

図2 2次元計画におけるカップの水平方向の決定
カップの最内側端が tear drop に接するところまで内方化させる.

3. カップの外転角度

　カップの外転角度は45°にする報告が多い[1]. 術中によく使われるアライメントガイドもほとんどが45°を基準に作成されているようである[5]. しかし, カップの外転が50°を超えるとエッジローディングといってカップ頂部に過度の負担がかかる可能性があること[1], プレスフィットさせる際にはカップのインパクション時にある程度の設置角度に誤差を考慮しなければならないことから, 外転の理想は, 筆者は40°であると考える. 数値のみが一人歩きしている感はあるが, safe zone で有名な Lewinnek の報告[6]で外転の目標角度も40°となっている.

　後述する3次元の計画の基礎事項として, "座標系の定義" というものがあるので, この2次元計画の章で説明しておく. 先ほどからカップの設置を40°, 45°など, 角度のみを話しているが, どこを基準とした40°なのかを把握しないと全く意味がない. 40°を導き出すためには, 当然基準線となる水平線の定義が必要である. カップ設置の基準水平線としては, 3つほどあげられる. 1つめは, 坐骨結節を結んだ interischial line (坐骨結節間線), 2つめは, tear drop line (涙滴間線), 3つめは, 両側の上前腸骨棘を結んだ線となる (図3).

　上記2つについて, 線自体を引用できる文献は存在する[7]. しかし, その用途は, 脚長差を調査するためのもので, カップの設置角度の基準として利用するという記載のある報告はほとんどない. 2つめの tear drop line の方になじみがあるのは, 寛骨臼形成不全の評価に関わる sharp 角のときの基準線に用いられているからかもしれない. 3つめについても, これをカップ設置に関する水平基準とする報告は渉猟しえなかった. しかしながら, 後述

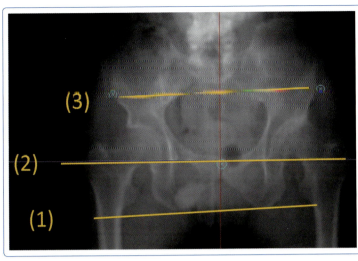

図3 2次元計画におけるカップ外転角度を決定するための骨盤水平基準線
(1) Interischial line(坐骨結節間線)
(2) Tear drop line(涙滴間線)
(3) 両側の上前腸骨棘(上方左右にある×印)を結んだ線(下方にある丸印は恥骨結合)

する3次元計画の中では重要な点として必要になってくるし,術中の指標としては,よく用いられているので紹介させて頂いた.これら3つが実際どれくらい異なっているかのまとまった報告はほとんどないが,筆者がTHA患者50例で調査した結果では,平均すると1°程度の違いであった[8].

2. カップの3次元計画

本題であるカップの3次元計画は,上述の2次元の計画を拡張したもの,と考えると計画を立てやすいと考える.2次元での計画の際には,カップ設置の基準水平線を作成する必要があることを述べた.当然基準水平線に垂直な線がもう一つの軸となり,2次元平面上での位置・角度が定義できる.従って3次元の計画の場合は,もう一つ軸を追加定義して,骨盤をある1つのX, Y, Z軸座標系で定義してから,その座標系の中でカップ設置(位置・角度)を考える必要がある.3次元計画のためのこの骨盤の3軸直交座標系の設定には,APPという基準となるものと,臥位を基準としたものがある.まず前者を説明していく.

略語
APP : anatomical pelvic, anterior pelvic plane

1. 骨盤座標系の設定

APPは,両側の上前腸骨棘と恥骨結合(または恥骨結節)(図4)を含む1つの面のことである.

両側の上前腸骨棘を結ぶ線をX軸,この面の法線をY軸,X,Y軸に直行するZ軸で構成される直交座標系である(図5).骨盤の3次元立体画像を考えた場合,特徴点として採取しやすいというだけでなく,THAを施行する股関節外科医では周知されている,safe zone[6]が基になっている.このsafe zoneの報告の内容は,あるカップの基準内に入った症例は,入らなかった症例より脱臼頻度が低いというものであるが,実はレントゲンを撮影してカップの角度を計測した際に,骨盤の両側の上前腸骨棘と恥骨結合に圧迫し

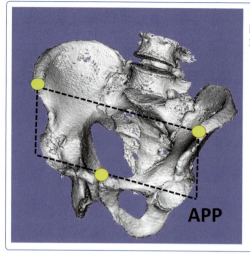

図4 Anatomical pelvic plane
両側の上前腸骨棘と恥骨結合（または恥骨結節）で構成される基準面.

て撮影したと記載されている．つまりこの論文で使用している単純X線像ならびにカップの設置角度は，APPを基準に考えられているのである．こういった背景から，一番至適な基準面として認識されており，多くのナビゲーション手術機器におけるランドマークであった．しかし，従来2次元の計画を考えるときは，患者をテーブルに仰臥位にさせて撮影することが一般的であったため，この基準面に疑問が出てくるようになった[9]．APPの面は，臥位で骨盤を撮影する時のテーブルの面と平行にはならないことも数々の報告でわかっているが，15°以上異なる場合，カップの前捻換算で約10°異なることになり，次に示す様にもともと2次元での計画が，骨盤臥位の姿勢を基準にしてきたのだから，それに基づいて計画するのが理にかなっているという流れが出てきた[10]．

2．骨盤座標系の設定

　骨盤臥位基準つまり，患者が単純X線を臥位で撮影するときと同じような基準でカップ設置のための座標系を設定する考えが台頭してきた[10]．FPPと呼ぶ場合もある（図5）[11]．冠状面では，APPと変わらないように見えるが，元のCT撮影時の縦軸の補正はされておらず，APPの傾きを調節していない方法となる（図5）．臥位と同じであれば，2次元でしか計画を立てない医師との情報交換が容易である．他，このFPPを支持する報告としては，骨盤の前後傾は，THAの術前後で大きく変化しないということ[12]，また術後1年経過しても多くの症例で10°以上の変化はなかったとして，FPPを推奨している[12]．しかし，ここでも若干意見の一致が見られないところがある．それは，水平回旋（横断面での回旋）補正を行うかどうかである．両側の上前腸骨棘を結んだ線が横断面で撮影テーブルと平行になるように補正する方法と，仙骨（尾骨）と恥骨結合を結んだ線が，横断面でみて撮影テーブルと垂直になるように補正する場合がある．前者は仰臥位で手術する際は，術中に触れることができること，側臥位の場合も体位固定の際に参考にでき

略語
FPP : functional pelvic plane

5. THA 寛骨臼コンポーネント

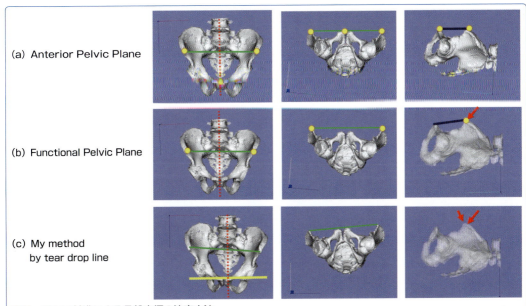

図5 異なる基準による骨盤座標の決定方法
左列から各骨盤座標定義による冠状面，横断面，矢状面の詳細．それぞれ投影されている画像が，軸に直交しているとする．黄色の点は両側上前腸骨棘と恥骨結合を示す．薄く表示されている座標は元の CT 座標系のものである．緑の線は，両側の上前腸骨棘を結んだ線で，矢状面での青線は APP を示している．FPP では矢状面で両前腸骨棘（赤矢印）が左右一致しているが，My method では必ずしも一致しているわけではない．

るなどの理由から，推奨される座標系となっている（第6回日本 CAOS 研究会，2014年3月23，24日にて指針が示された．

しかし，筆者は，次の理由から水平回旋の補正はせずに計画を立てている（図5:c）．もともとの2次元での計画が患者を臥位にさせたときの位置であることから水平回旋も調節する必要はないと考えている．これは術後に動きの制限をうけていた股関節の緊張が緩んだとしても，上前腸骨棘を結んだ線が横断面でみて，水平になるとは言い切れないと考えるからである．手術直前体位固定のために触知する，両側の上前腸骨棘が，患者が臥位でも，立位でも基準になるというエビデンスは今のところない．筆者の THA 対象者50例の CT 解析では，両側の上前腸骨棘を結んだ線は横断面では平均すると 0.8°であり,ほぼ問題ないものとなるが,最大で約7°（範囲：-3.7°～7.3°）も異なっていた[13]．この水平回旋は，カップの前捻に影響を及ぼすため，無視できない要素と考える．筆者は，DRR を用いて冠状面での水平基準線の設定だけを行い，骨盤の座標系の設定を行っている[14,15]．THA 術後の患者が，立位，歩行動作等日常生活の動作において，両側の上前腸骨棘を結んだ線の垂直方向を基準としているのかどうかが明らかになってくれば，この水平回旋の問題は解決すると考える．

3．カップ角度の定義

骨盤の座標系が終了した後は，カップの角度の定義をしていく必要がある．カップの定義は3通りある．Murray が定めた radiographic，anatomical，

略語
CAOS：computer assisted orthopaedic surgery
（コンピュータ支援整形外科）

略語
DRR：digitally reconstructed radiograph

operative definition である[16]．外転角度の変化は小さくても，前捻角度は，これらの定義で5〜10°変わってしまうので，この定義について，股関節外科医ないし人工股関節関連の研究者は把握しておくことが必須であると考える．理解するために，実際の状況を用いて説明すれば，radiographic というのは読んで字のごとく，単純 X 線正面で映し出されるカップの角度を考えるときに用いるものである．カップが前捻していると，カップの開口面が楕円として映る．この楕円の長径と短径の関係から前捻角度を算出するのであるが，長径を軸として何度動かしているかが，radiographic 定義の前捻の角度となる．続いて，operative は，側臥位で手術を行っている時を想定した定義である．カップインパクタを外転 40〜45°にもって行き，その後その角度を維持しながら前にひねるはずである．この前に回す角度が前捻角度になっている．最後の anatomical は，術後CT で横断面でカップの角度を表現した定義である．カップが半円に見えるスライスで，直径が縦軸を基準にして何度傾いているかが，前捻角度になる．筆者は radiographic 定義で外転 40°，前捻 20°をデフォルトとしている．位置は，DRR 画像を基に 2 次元の計画に準じて，tear drop までの内方化を行い，高位決定に関して，前述の中間高位内側設置[4]を基準に行っている．

　最後は，3 次元立体構築画像においてカップの位置を確認する．これを行うにはまず骨盤を 3 次元モデル化させる必要がある．CT 画像において HU value の設定を適切に行えば，骨表面の抽出は容易であるが，骨盤と大腿骨の切り分けにはセグメンテーションという技術が必要となる．セグメンテーションができるソフトウェアとしては，ほぼ自動でセグメンテーション可能な Zedhip（株式会社 LEXI）や，セグメンテーションを容易にする機能が搭載されている Mimics（マテリアライズ，Materialise NV, Leuven, ベルギー）や，CT 画像ワークステーションの AZE VirtualPlace（Aze 株式会社）がある．また，オープンソースの 3D-Slicer では，一枚ごとに輪郭を抽出する作業があり煩雑であるが，オープンソースのフリーソフトウェアというのは魅力的であると考える．以上骨盤のセグメンテーションができると 3 次元モデルを作成できることになる．カップの 3 次元モデルとあわせて任意の STL viewer で確認することになる．カップの 3D モデルは，ZedHip のように契約されたインプラント会社のインプラントを見ることが可能な場合もある．もしインプラントの 3D モデルが入手できなくても，カップの場合，半球のモデルを作成すればほとんど問題ないと考える．立体画像を術野の見え方と同じような位置に回旋させて，カップの外側上方の頂部と臼蓋外上方の頂部ではどの程度距離があるのか把握したり，切除すべき骨棘はどの程度・どの位置にあるのかを把握する（図 6）．

　他，3D モデルを用いて 3 次元計画を行った場合の利点は，作成したデータをそのまま 3D プリンターで印刷することが可能なことである（図 7）．カップが被覆されない部分を目視でき（図中矢印），骨移植などのオーギュメントが必要か検討できる．

（略語）
HU : hounsfield unit

（用語）
セグメンテーション：一枚の画像に対して対象物体を抽出するための作業のこと．輪郭のみを線で囲ったり対象物全体をいろ塗りする場合などがある．

（略語）
STL : standard triangulated language

5. THA 寛骨臼コンポーネント

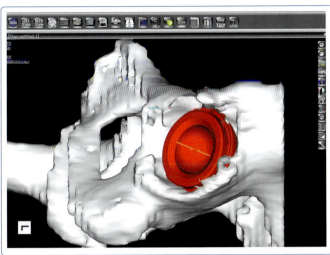

図6 カップ設置における3次元画像の利用
術者として術野を覗いたときに見える角度に骨盤を任意に回転させている．

また，骨盤モデルからカップと同じ位置角度にある半球をくり抜いた骨盤モデルを作成すれば，THA 手術中のカップ設置の際に残余骨を触って確認することができるので，大変便利なツールとなる（図8）．

カップの3次元計画のまとめ

以上カップの3次元計画についての基本事項を述べた．初めてこういったことを見聞きする外科医，研究者にとってはとても細かい煩雑なことと思われる可能性はある．しかしながら，これまでにいかに術後の合併症を少なくするかを検討してきた先人たちの英知の結集をおざなりにせず，さらなる高みを目指して手術を実行し，研究等を進めていく必要があると考える．人工関節の設置角度・位置が術後の合併症出現頻度に大きく影響するので，慎重に計画を立てて挑んでいく必要があると考える．

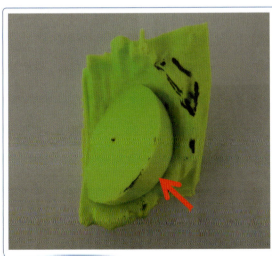

図7 3Dプリンターを用いたカップ非被覆度評価
赤矢印部分でカップがどれだけ被覆されていないかを確認している．

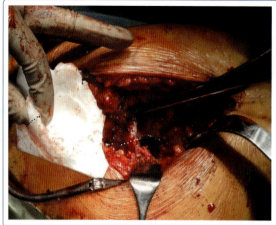

図8 3Dプリンターで製造された寛骨臼のモデルを利用した手術支援
あらかじめカップの設置される部分をくり抜いていることによってリーミング時に余剰骨の量（モデルでは黒の破線，実物では白の破線で表現）を評価できる．

参考文献

1) Barrack RB, Burnett RSJ: Preoperative planning .In: CallaghanJJ, Rosenberg AG, Rubash HE (eds). The Adult Hip, 2 nd. Lippincott Williams & Wilkins,2007; 884-910
2) Sugano N, Noble PC, Kamaric E: Predicting the position of the femoral head center.J Arthroplasty 1999;14(1):102-107.
3) Takao M, Nakamura N, Ohzono K, et al: The results of a press-fit-only technique for acetabular fixation in hip dysplasia J Arthroplasty 2011 Jun;26(4):562-568.
4) 大園健二，山本健吾，安藤 渉，他：セメントレス人工股関節置換術整形外科 SurgicalTechnique 2011 vol.1 no.3 : 45-64.
5) Minoda Y, Ohzono K, Aihara M, et al: Are acetabular component alignment guides for total hip arthroplasty accurate? J Arthroplasty 2010; 25(6): 986-989.
6) Lewinnek GE, Lewis JL, Tarr R, et al: Dislocations after total hip replacement arthroplasties. J Bone Joint Surg Am 1978; 60: 217–220.
7) Nam D, Sculco PK, Su EP, Alexiades MM, et al: Acetabular component positioning in primary THA via an anterior, posterolateral, or posterolateral-navigated surgical technique. Orthopedics 2013 ; 36(12): e1482-1487.
8) 花之内健仁，佐竹信爾：人工股関節全置換術術前計画における骨盤水平基準線の比較第41回 日本股関節学会学術集会 2014年10月31日-11月1日．
9) Parratte S, Pagnano MW, Coleman-Wood K, et al : The 2008 Frank Stinchfield award:variation in postoperative pelvic tilt may confound the accuracy of hip navigation systems. Clin Orthop Relat Res 2009; 467(1): 43-49.
10) Wan Z, Malik A, Jaramaz B, et al: Imaging and navigation measurement of acetabular component position in THA. Clin Orthop Relat Res 2009; 467(1): 32-42.
11) Sugano N, Nishii T, Miki H, et al : Mid-term results of cementless total hip replacement using aceramic-on-ceramic bearing with and without computer navigation. J Bone Joint Surg Br 2007; 89: 455–460.
12) Nishihara S, Sugano N, Nishii T, et al: Measurements of pelvic flexion angle using three-dimensional computed tomography. Clin Orthop Relat Res 2003 ; (411): 140-151.
13) 永田慎悟，久司一希：2つの異なる骨盤座標系による人工股関節全置換術の可動域シミュレーション比較 大阪産業大学工学部機械工学科卒業論文 2015.
14) Hananouchi T, Saito M, Koyama T, et al :Tailor-made surgical guide based on rapid prototyping technique for cup insertion in total hip arthroplasty. Int J Med Robot 2009; 5: 164–169.
15) Hananouchi T, Saito M, Koyama T, et al: Tailor-made Surgical Guide Reduces Incidence of Outliers of Cup Placement. Clin Orthop Relat Res 2010; 468(4): 1088-1095.
16) Murray DW. The definition and measurement of acetabular orientation. J Bone Joint Surg Br 1993; 75(2): 228-232.

5.2 3D 術前計画に基づいた PST 設計の手順

ポイント
- PST は，術前画像を参考に，術中の手術対象物に適合し，手術すべき方向，位置を支援する手術器具である．
- PST は，術前画像を立体画像に構築し作成するので，何の画像（MRI か CT）かを把握するべきである．
- PST の設置には，PST を適合させる部分の軟部組織を考慮する必要がある．

　前節で述べた THA の 3 次元計画を立案した後は，それを手術中に実行できればよいことになる．3 次元計画を術中に移行させる一つの手段が "患者個別手術ガイド" である．この項では，このガイドの背景をはじめに説明し，その後設計について述べることにする．ガイドの英語表記に関しては，自著で Patient-Specific Instrumentation（PSI）を使用したり[1]，"Tailor-made surgical guide" を使用しているが[2,3]，本書では PST を使うこととする．

1. PST の概略・歴史・現状

　患者個別手術ガイドのアイディアは，今から約 20 年前にドイツのアーヘン工科大学の Radermacher 教授らによって考案され，"Individual Template" という名前で世界に登場し，著名な整形外科英文雑誌の 1 つ Clinical Orhthopaedic Related Research にコンピューター支援整形外科（CAOS）特集で紹介された[4]．各患者の骨形状に適合する鋳型（これを英語で "template" という）に相当するベース部と，手術操作を支援するガイド部が一体となった手術部材のことを指す（図 9）．

　筆者は，2008 年下半期からの 1 年間，Radermacher 教授の研究施設に訪問しており，手術ガイド登場当初の 1990 年代から，骨盤骨切り術，脊椎手術のスクリュー挿入，大腿骨近位骨切り術，人工膝関節全置換術など様々な手術に適応を拡大して研究が行われていたことを知った．雑誌出版と同時期に "CAOS" というテキストも発売されてはいるが[5]，その後の活動につ

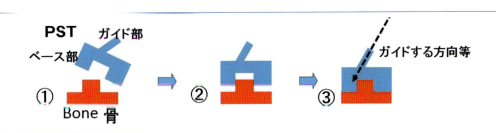

図 9　患者個別手術ガイドの概略
PST が術中の骨に適合するよう，術前にデザインされており，術中に手術対象の骨に適合すると PST のガイド部にて，鋼線を刺入する方向などをガイドできることになる．

いては，ドイツ語の論文や，英語であっても学会発表までしかしていない報告も多々あり，全体像が把握しにくい状況であった．しかし，最近出版されたCAOS関連の本において[6]，Radermacher教授自らが分担共筆者として，教授が過去に行ってきたほとんどの報告を網羅して，このテンプレート手術における研究活動についてまとめている（Google Booksで一部閲覧可能）．その後，時代の流れとともに，特許の効果が薄れる時期に合わせて，2008年頃から人工膝関節全置換術においてPSTが様々なインプラントメーカーから発売される状況になってきた．しかし，人工股関節全置換術においての報告はほとんどなく，カップ設置のためのPSTの報告を筆者が世界に先駆けて初めて施行することになった[2]（ステムのネックカットの報告もProceedingsにとどまるものの初報告をしている[7]）．

アイディア発案から約9年経過している現在（2015年12月に原稿作成）における進捗について報告する．2015年になり，TKAにおけるPSTにおいてジンマーおよびバイオメットに提供している，ベルギーの3D CAD会社"マテリアライズ"が，日本のインプラントメーカー"日本MDM"とカップにおけるPST，ACO system，Materialise NV（Louvain, Belgium）（図10）に関して取引契約を締結した[8]．したがって，日本において，PSTを用いたTHAが行われる日はもうすぐといった状況にある[9]．

略語
CAD：computer aided design

ACO system：acetabular cup orientation system

2．PSTのデザインおよび設計

THAのカップ設置のためのPSTは，カップの設置角度をガイドするものである．筆者はこれについて150例以上のデザインの経験があって，100例程度の手術経験がある．この経験に基づくPSTのデザインおよび設計について説明していくことにする．また，現在日本MDMにおいて販売が予定される，マテリアライズが行うデザインについても含めて説明したい．なお後者については，リリース前の開発段階であるので，発売にあわせて変更があるかもしれないことをご了承頂きたい．前述したようにPSTは，ガイド部分とベース部分で構成されるが，まずガイド部分に関係する事柄，続いてベー

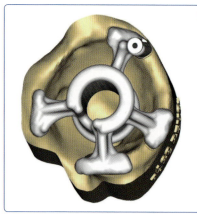

図10　ACO system

5. THA 寛骨臼コンポーネント

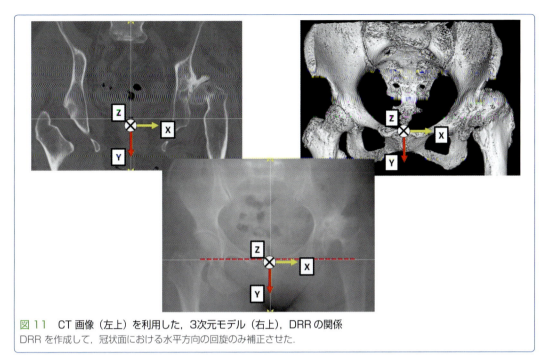

図11 CT画像（左上）を利用した，3次元モデル（右上），DRRの関係
DRRを作成して，冠状面における水平方向の回旋のみ補正させた．

ス部分に関係する事柄を述べる．カップの術前設置計画については，筆者の設計では前章で紹介したような横断面での回旋も補正しない骨盤臥位を基準とし，さらに水平線をDRR（CT画像をレントゲン画像のように見せる表示方法）上で両側のtear dropを結んだ直線とする座標系を設定する（図11）．

この座標系に対する筆者の目標設置角度は，現在はradiographic定義で外転40°，前捻20°をデフォルトとし，大腿骨前捻の強い症例でも基本的には大腿骨で調節（ネックにモジュラリティのあるステム）することにしている．3D画像上において，CT撮影時のグローバル座標における患側骨盤立体モデルを作成し，その骨盤内寛骨臼後上縁上にカップの角度に一致した径2〜3mmのK-wireのモデル（円柱モデル）を表示しピンの位置を決定する．決定の方法は，実際の手術において想定される位置となる．従って後方アプローチの場合，寛骨臼前方に大腿骨をレトラクトしないといけないので過度に前方にならないように，また後ろすぎると寛骨臼後方を滑ってしまう可能性があるので，そうならない位置で決定するということになる．およそ寛骨臼の上縁を12時，下縁を6時とした時計表示で11時から1時のあたりになる（図12でおおよその位置を示した）．寛骨臼縁よりどれほど離すかについても，カップの径によるが，寛骨臼縁頂部から外側でなおかつカップ外表面とは少なくとも3mm離したほうがいいと考える．ガイド部分の位置の決定がされた後，K-wireのモデルを含めるような円柱のモデルを作成してガイド部分を成形する．

次は，ベース部分のデザインとなる．筆者は，寛骨臼縁すべて覆う円柱を作成して，寛骨臼縁に適合する部分を，ブーリアン演算（円柱モデルから寛骨臼辺縁のモデルを引き算し，これによって円柱モデルに溝が作成され，そ

略語

DRR：digital reconstructive radiograph

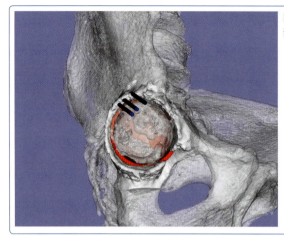

図12 PST デザインのためのガイド部，K-wire 刺入位置の検討

の溝は，寛骨臼に適合できるものとなる）で作成し，最終的に 4 点で寛骨臼縁を上から押さえられるように成形した（図13）．

その内の 1 つは，ガイド部分（前述した K-wire のモデルを含めるような円柱のモデル）と結合できるようにデザインした．基本的は寛骨臼縁は真円ないし真球の面上にないので，回旋を起こす可能性は少ない．しかし，4 点の内 1 つによって回旋安定性を得られるデザインとなるように位置を考慮している[10]．

Materialise がデザインした PST のガイドは，コンセプトは筆者のデザインを引き継いでいるが，人間工学的要素も取り入れ，洗練されたものとなっている．まずカップ設置計画のソフトウェアについて説明する（図14）．

カップ角度・位置・サイズの変更ができるので，任意の設定が可能である．表示されているピン状のものは，ガイドピンを刺入する方向が確認できるものとなっている．この他，カップから内側からの骨の厚み，骨被覆率なども算出してくれるようである．PST の特徴は図15に示すとおりであるが，概ね筆者のデザインが踏襲されていると考える．

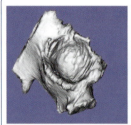 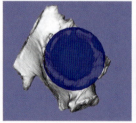 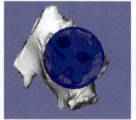 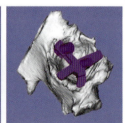

図13 PST デザインの流れ
筆者のデザインではまずは，寛骨臼辺縁に適合できる，円柱を作成し，必要部分以外を取り除いていくような方法で作成した．

5. THA 寛骨臼コンポーネント

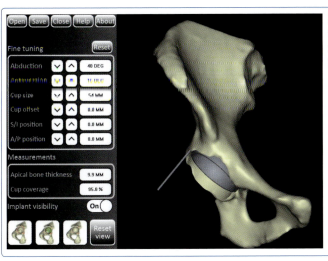

図14 ACO system によるカップの3次元計画
カップ角度・位置・サイズの変更ができ、ガイドピンを刺入する方向が確認できる

おわりに

THA におけるカップ設置のための PST について，オリジナルの考案者，その後の発展などについて概略を説明した．ベース部とガイド部を持ち，ベース部は4本のアームで寛骨臼辺縁に設置されるデザインであり，その内1つがガイド部と連結し，カップの設置方向をガイドしている構成となっている．

謝辞

ACO system の画像を含めた情報提供をマテリアライズ社に協力して頂きました．深謝いたします．

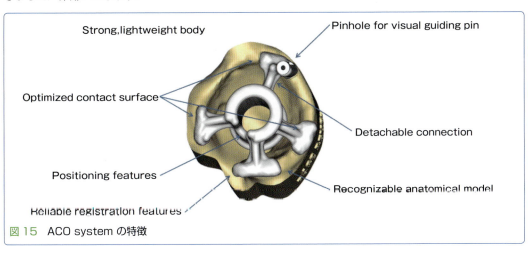

図15 ACO system の特徴

参考文献

1) Hananouchi T, Giets E, Ex J, et al: Patient-specific Instrumentation for Acetabular Cup Orientation. Accuracy Analysis in a Pre-clinical Study. Journal of Contemporary Orthopaedic Research 2014 1; (1): 35-47.
2) Hananouchi T, Saito M, Koyama T, et al: Tailor-made surgical guide based on rapid prototyping technique for cup insertion in total hip arthroplasty. Int J Med Robot 2009; 5: 164–169.
3) Hananouchi T, Saito M, Koyama T, et al: Tailor-made Surgical Guide Reduces Incidence of Outliers of Cup

Placement. Clin Orthop Relat Res 2010 ; 468(4):1088-1095.

4）Radermacher K, Portheine F, Anton M, et al : Computer assisted orthopaedic surgery with image based individual templates. Clin Orthop Relat Res 1998;(354):28-38.

5）Computer assisted Orthopaedic Surgery In: Editors, LP Nolte and Ganz R, Hogrefe & Huber Publisher, 2007.

6）Computer and template assisted orthopedic surgery In: Editors Haaker R, Konermann, W, Springer-Verlag Berlin Heidelberg, 2013.

7）Hananouchi T, Shiomi T, Nakahara I, et al :Tailor made surgical guide for femoral neck osteotomy in total hiparthroplasty Int J Comput Assist RadiolSurg 2009 ; 4 (suppl)：254-255.

8）http://investors.materialise.com/phoenix.zhtml?c=253045&p=irol-newsArticle&I D=2071168（2015 年 12 月 20 日確認）.

9）日刊ケイザイ 2015 年 11 月 23 日 4 面.

10）位置合わせ要素の位置決めのための外科用器具（特許）特表 2014–526917.

5.3 PSTによるカップ設置の実際および設置精度

ポイント
・PST の設置精度
・カップインパクション時の誤差
・カップの設置精度
の 3 ステップの評価が大切である.

　筆者がカップ設置のための PST を考案してから約 9 年が経過している現在（2015 年 12 月に原稿作成）, 国外では 3 D 造型関連サービス等を展開しているマテリアライズ社（Materialise NV, Leuven, ベルギー）によって, 筆者のデザインとは異なるデザインの PST の臨床使用が開始されている（Biomet 社；現在は Zimmer Biomet）[1]. 一方, 国内においては, 市販化されてはいないが, 上記マテリアライズ社が筆者のデザインを反映させた PST のガイドシステム（ACO System）[2] を開発し, 今年国内人工関節メーカーの日本 MDM と取引契約を締結した[3]. したがって日本において, この ACO System を用いた PST によって THA のカップ設置が一般的に行われる日がもう目の前といった状況にある[4].

1. カップ設置用 PST による臨床研究・臨床前研究

　日本における商品化や一般的な臨床使用は少し先の話にはなるが, 前段階である臨床研究, またさらにそれより前の段階である臨床前研究に関してはいくつか報告がある[5-7]. これらの報告に, 筆者が PST を臨床使用した症例の直近までの成績（未発表）を簡潔に含めて以下に紹介していくことにする. 主としては筆者が過去に報告した論文[7] に準ずる形となるが, 最近の情報も含めて以下 3 つのことについて報告をする. 1 つは, この PST の設置自体

5. THA 寛骨臼コンポーネント

表1　患者個別手術ガイド (PST) の設置自体の精度	Inclination (°)	Anteversion (°)
Hananouchi et al [5]	0.8 ± 0.8	0.5 ± 0.6
Sakai et al [6]　(anterior rim contact)	1.0 ± 0.9	1.7 ± 1.1
(non　anterior rim contact)	1.4 ± 1.4	3.6 ± 2.8
Hananouchi et al [7]	1.9 ± 2.0	2.0 ± 2.0

Values are mean ± standard deviation

の精度，2 つめは，設置した際のカップインパクションの際の誤差，3 つめは最終的に設置されたカップの角度と計画とのずれ，である．

用語
カップインパクション：
カップ設置のための打ち込みのこと．

1．PST の設置自体の精度

PST の設置適合性自体の精度については，すべて屍体骨を用いた研究である **(表1)** [5-7]．

初めの報告 [5] では，筆者が屍体骨（8 関節）を用いて，PST を寛骨臼辺縁に適合させて精度を検証した．CT ベースナビゲーション（Stryker）を利用して，精度の検証を行った．Dry Bone（乾燥骨で軟部組織がない）を使用しているため，精度は他と比較して若干良好である．続く Sakai らによる報告 [6] では，新鮮屍体骨 16 関節を使用し，2 つの異なるデザインでの PST の設置精度を検討している．寛骨臼辺縁前方に接触させないデザインでは精度が低下することを述べている．筆者とマテリアライズ社との共同研究の報告 [7] は，新鮮屍体骨 12 関節を使用し，筆者のデザイン [8] を反映させてマテリアライズ社がデザインしたガイドの成績となる．後者 2 つの報告は CT による精度検証である．全ての報告をまとめるとおおむね 1 〜 2°程度のずれにとどまっているのがわかる．この精度の値には，精度を検証する CT 画像の精度（例えばスライス厚）も含まれているので，おおむね良好であるといえる．PST の設置のために寛骨臼辺縁の軟部組織をできるだけ取り除く作業が，手術侵襲の点では PST 使用のデメリットではないかと考えるが，この作業を含めた PST 設置に必要な時間は平均すると 3 〜 4 分であるので [8,9]，手術時間全体からすると影響は少ないと考える．

2．カップ設置の際のカップインパクション時の誤差

この"カップ設置の際のカップインパクション時の誤差"は，PST を利用したシステムの誤差に間接的に影響する因子であると考える．PST によって術前計画通りにカップを設置できる角度（方向）を示す鋼線が刺入できたとしても，それを参照にカップの設置を行ってもカップインパクション時にある程度のずれが生じるはずである．これについて，実験室レベルの検証や光学式ナビゲーションを用いた臨床使用での報告がある [7, 10-12]．マテリアライズ社との共同で行った実験室レベル（3D プリンターで製造したカップを使用した実験）でのずれ [7] は，験者内，験者間いずれも平均すると 1°程度であった．CT ベースの光学式ナビゲーションを用いた一つの報告において，

一つはずれの平均が1.1〜1.8°[10], もう一つの報告では3.7〜5.1°[11]であった. 二つの報告いずれにおいても最大で10°ずれることを報告していた. このことから注意深い丁寧なインパクションの必要性は, PST を使用する場合でも同じであるとも言えるが, PST の場合は術野に指標となる鋼線がある一方で, ナビゲーションの場合はあくまで, ターゲット角度のアライメント表示は, 術野内でなくモニター上に表示されるので, 異なる結果となるかもしれない.

3．カップ設置角度の精度

三つめは, 最終的に設置したカップの角度と術前の角度との違いについて調査した精度検証である[6,8,9,13] **(表2)**. Sakai らの報告以外はすべて実際の患者を用いての報告となる. 臨床研究の報告に関しては, 一つは筆者が開発し PST のすべてにおけるデザイン行った報告[8,9], 二つめは米国クリーブランド大学からの報告[13], そして著者がデザインを担当し, マテリアライズ社が製造した PST を用いて, 筆者自らが執刀した症例（未発表であるため, 表では"自験例"とした）の内 10 例を抽出して精度検証をしたものである. この 10 例は画像評価のために, 全例女性, カップは Hemispherical cup で同一の機種, ヘッド径が 32mm のものと条件を統一した.

Small らの報告[13]が, 計画と実際との絶対値誤差でないので, 単純比較できないのが残念な点である. 筆者が関わった症例ではすべての報告において外転2〜3°, 前捻3〜4°となっていた. 一方, Sakai らの報告[6]では, 外転で同等の3°程度であったものの, 前捻では, 平均で6〜7°程度であった. 上述したようにガイド設置自体では精度が良好であったことから, インパクションの工程が影響したのではないかと推察している. 筆者の意見としては, PST の上に, さらにインパクションのための装置が載るという 2 ピースのデザインであったことも影響しているのではないかと考える.

表2 患者個別手術ガイド (PST) を用いてカップを設置した際の全体的精度	Inclination (°)	Anteversiom (°)
Hananouchi et al [8]	2.8 ± 2.1	3.7 ± 2.7
Hananouchi et al [9]	3.2 ± 2.3	3.7 ± 2.7
Small at al [13]	- 2.0 ± 7.3*	- 0.2 ± 6.9*
Sakai et al [6] (anterior rim contact)	3.4 ± 2.1	6.6 ± 4.7
(non - anterior rim contact)	6.7 ± 4.2	8.4 ± 4.8
自験例	2.4 ± 1.9	3.6 ± 2.0

Values are mean ± standard deviation
* This data is not absolute value (simple deviation)

2. PSTを用いたカップ設置の実際・臨床的意義

　PSTを用いたカップ設置の実際・臨床的意義に関して考察することにする．現在先行して広く臨床使用されているTKAのPSTに関しては，肯定的意見がある一方で，否定的意見も散見される[14-18]．しかし，これはTKAで目指すべきアライメントは至適角度から3°以内である，という厳しい条件があるためだと考える．しかしながらTHAの場合，目標角度に対して小さい誤差をもって設置したほうがいいとは考えるが，10°以内という基準であっても従来法ではすべての症例を収めることができないという現状がある．報告では，20～80%の症例が目標角度±10°の範囲外であると報告される[9]．「目標角度から10°以内に収める」，これをまずは達成すべき指標にしてもいいのではないかと考える．この考えは，"ある基準的目標角度から10°外せば術後脱臼が多くおこった"という股関節外科医であれば誰でも知っているsafe zoneという報告からも支持されると考える[19]．筆者はPST使用群（31関節）と非使用群（38関節）とでこれを検討した前向き研究の結果，10°以内に収まらなかった症例が使用群で0%であることに対して非使用群で23.7%であったことから，PSTの有用性を報告した[9]．もちろん設置角度の観点からも使用群の方が良好な設置であったことを示している．このPST使用群のほうが非使用群より設置精度が良好であることは，Smallらも報告している[13]．

　手術のアプローチに関しては，筆者の臨床成績の報告では全てPosterolateralアプローチを用いている（図16）が，屍体骨を使用した報告[7]では，共同著者のDelport氏によってAnterolateral，Lateralアプローチでも使用可能であることを確認して頂いた．デザインこそ違うもののSmallらもPosteriorアプローチとDirect Lateralアプローチで施行している[13]．

　PST使用のラーニングカーブに関しては，あまり影響がないと考えている．これは後に示す筆者が執刀を担当した症例の初期30例と後半の30例で明らかな差を認めないことからいえる（若干良くなっている傾向はあるが，統計学的に有意ではなかった）．これは，このガイドが，ナビゲーション手

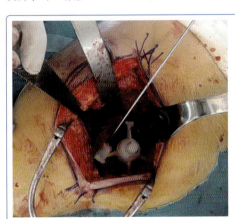 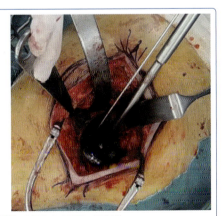

図16　後側方アプローチにてTHAを施行する際に，PSTを使用した症例

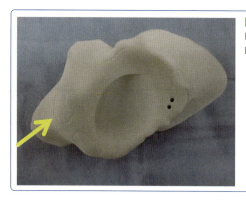

図17 寛骨臼の3次元モデル
PSTを設置するため，適合部分がマーキング（矢印）が施されている．

術と異なり，ほとんど従来法の手術操作と変わりなく，追加的作業も術野から離れることもないことが理由と考える．PSTが寛骨臼に設置されるところには，寛骨臼のモデル上にマーキングが施され，骨上にある軟部組織のどこを事前に切除し，どこにPSTを設置させればいいのかが視覚的にわかる（図17）．

PST使用のTHAの成績に関して，筆者がPSTを使用してTHAを執刀した症例（変形性股関節症，大腿骨頭壊死症）で，術後2年以上経過した70症例について調査（郵送による調査も含む）をした．結果，臨床評価（疼痛のない歩行を獲得，足の爪切りは15%で不可であったが〔これは術前の状態も大きく影響する〕，屈曲角度は概ね100°以上，外転角度は25～30°以上）・X線評価（明らかなルースニングを認めず，全例Stableで，著明なストレスシールディング症例なし）ともに経過良好で，術後脱臼を起こした症例はなかった．カップの目標角度に対して外れ値を出さずに，従来法より精度よく設置できることが，術後脱臼ゼロにつながったと考える．

PSTの欠点に関しては，上述したPST設置のための軟部組織除去以外には，小さな皮切を利用する手術アプローチへの対応には限界があると考える．しかし，筆者の考えるPSTを含めたCAOS技術のコンセプトは，時代の先を走るHigh Volume Surgeonのためでなく，Low Volume Surgeonのためによりよい手術を提供したい，というものである．PSTによるカップの設置角度の向上，ひいてはTHAの臨床成績の全体的向上の達成が筆者の目指すところである．

用語
High volume surgeon
年間執刀数が多い外科医
Low volume surgeon
年間執刀数が少ない外科医

まとめ

以上，PSTの設置角度また臨床使用における実際について詳述した．カップ設置角度の向上が期待でき，直結する術後脱臼の合併症を減少させ臨床成績の向上が期待できるPSTは有用であると考えられる．間近に予定されるPSTの日本での市販化には大いに期待したい．

参考文献

1）http://fernandomarcucci.it/wp-content/uploads/2013/04/BMET0232-0_Signature-Hip-Brochure-72dpi.pdf（2015月 12 月 19 日）

2）http://3dprint.com/tag/materialise-aco-hip-guide-system/（2015 月 12 月 19 日）

3）http://www.imdm.co.jp/uploads/150727.pdf（2015 月 12 月 19 日）

4）日刊ウイリイ 2015 年 11 月 23 日 4 面

5）Hananouchi T, Nishii T, Yamanashi W, et al: Surgical guide for acetabular insertion using rapid prototyping technique – in vitro study. Int J Computer Assisted Radiology and Surgery 2008; 3(suppl 1): S243–4.

6）Sakai T, Hanada T, MuraseT, et al : (2014)Validation of patient specific surgical guides in total hip arthroplasty. Int J Med Robot 2014 ; 10(1):113-120.

7）Hananouchi T , Giets E, Ex J, et al: Patient-specific Instrumentation for Acetabular Cup Orientation: Accuracy Analysis in a Pre-clinical Study. Journal of Contemporary Orthopaedic Research 2014; 1 (1): 35-47.

8）Hananouchi T, Saito M, Koyama T, et al :Tailor-made surgical guide based on rapid prototyping technique for cup insertion in total hip arthroplasty. Int J Med Robot 2009; 5:164–169.

9）Hananouchi T, Saito M, Koyama T, et al: Tailor-made Surgical Guide Reduces Incidence of Outliers of Cup Placement. Clin Orthop Relat Res 2010; 468(4):1088-1095.

10）Hananouchi T, Takao M, Nishii T, et al: Comparison of navigation accuracy in THA between the mini-anterior and -posterior approaches. Int J Med Robot 2009; 5:20–25.

11）DiGioia AM, Jaramaz B, Blackwell M, et al : The Otto Aufranc award. Image guided navigation system to measure intraoperativelyacetabular implant alignment. Clin Orthop Relat Res 1998; 355: 8–22.

12）Nishii T, Sakai T, Takao M, et al: Fluctuation of Cup Orientation During Press-Fit Insertion: A Possible Cause of Malpositioning. J Arthroplasty. 2015;30(10):1847-1851.

13）Small SR, Berend ME, Howard LA, et al: Acetabular cup stiffness and implant orientation change acetabular loading patterns. J Arthroplasty 2013;28(2):359-367.

14）Lombardi AVJ, Berend KR, Adams JB: Patient-specific approach in total knee arthroplasty. Orthopedics 2008 ; 31:927–930.

15）Ng VY, Declaire JH, Berend KR, et al: Improved Accuracy of Alignment With Patient-specific Positioning Guides Compared With Manual Instrumentation in TKA. Clin Orthop Relat Res 2012; 470(1):99-107.

16）Hananouchi T: Sagittal gap balancing with the concept of a single radius femoral component in posterior cruciate sacrificing total knee arthroplasty with patient-specific instrumentation. Int Orthop 2015;39(4):659-665.

17）Nunley RM, Ellison BS, Zhu J, et al: Do Patient-specific Guides Improve Coronal Alignment in Total Knee Arthroplasty? Clin Orthop Relat Res 2012; 470(3):895-902

18）Lustig S, Scholes CJ, Oussedik SI, et al : Unsatisfactory accuracy as determined by computer navigation of VISIONAIRE patient-specific instrumentation for total knee arthroplasty. J Arthroplasty 2013; 28(3):469-473.

19）Lewinnek GE, Lewis JL, Tarr R, et al: Dislocations after total hip replacement arthroplasties. J Bone Joint Surg Am 1978;60:217–220.

（花之内　健仁）

6 THA 大腿骨コンポーネント

6.1 3D 術前計画によるステムの選択

　THA の術前計画ではアクリルテンプレートを用いた 2D テンプレーティングが慣例であるが，わが国の疾患別最多を占める DDH 症例では大腿骨前捻角のばらつきが大きく[1]，両股関節正面 X 線だけでの正確なテンプレーティングは困難である．3D テンプレーティングソフトの出現により，撮影肢位の影響から解放され，大腿骨前捻，オフセット，脚長差などのパラメーターがカップとステムを調整することで詳細な術前計画が可能となった．しかしながら，パラメーターを調整するあまりにステムのフィッティングが不良になり，結果として初期固定不良となるような計画となることは避けなければならない．当科では大腿骨近位の応力遮蔽による骨萎縮予防のために大腿骨近位でのフィッティングを重視しており，複数のインプラントを適宜選択している．とりわけ 60 歳未満の若齢患者や高齢でもフィッティングが良好な患者に対しては MiniHip™ (Corin) や Optimys™ (Mathys) といったショートステムの中でもさらに短いものを使用している（図 1）．これらを選択する第一目的は骨萎縮予防であるが，セメントレスステムであるにもかかわらず従来のステムよりもそのアライメントの調整幅が広いことも長所である（図 2）．しかし裏を返せば綿密に術前計画を立案していても，術中に意図しないアライメントで挿入されてしまう可能性が潜んでいることになる．これを避けるための術中支援デバイスとして，今回紹介する PST を使用している．

略語
THA：total hip arthroplasty
（人工股関節全置換術）

DDH：developmental dysplasia of the hip
（発育性股関節形成不全）

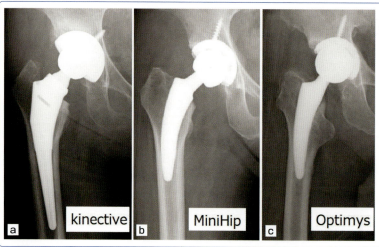

図1　ステムの比較
従来のステム (a:kinective,Zimmer) と比較すると，MiniHip (b)，Optimys (c) の短さは際立っている．

6. THA 大腿骨コンポーネント

3D 術前計画によるステムの選択

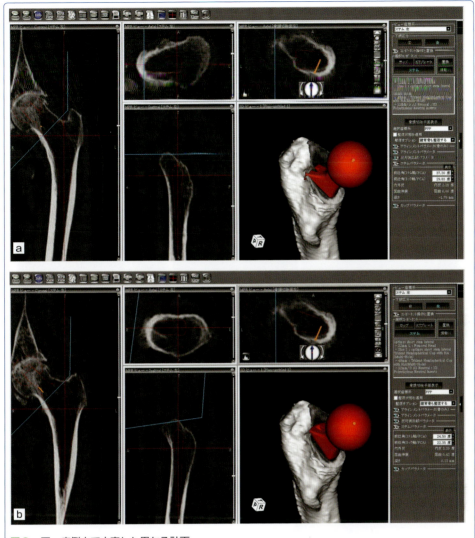

図2 同一症例内で立案した異なる計画
いずれのプランでも十分な初期固定は得られそうであるが，(a) では前捻約 30 度であるが，同じステムを用いても (b) では約 20 度と大きく異なる．

6.2 3D 術前計画に基づいたステム用 PST 作成手順

ポイント
・PST 作成時には雄型（今回は大腿骨）の正確な作成が重要である．

1. 3D 術前計画ソフト上の操作

1．大腿骨の準備

　PST は大腿骨を雄型にして作成されるため，その準備は PST 作成において最重要事項である．3D 計画で自動作成される大腿骨は往々にして実際の大腿骨と異なっており，手動での細かな修正を要する．具体的には過剰な骨

83

棘を消去したり，反対に CT 値が低すぎるために描出されていなかった皮質骨を追加したりといった作業である．後者は時間を要するものの判断は容易であるが，前者の判断は作成者によるところが大きく，術中の PST 設置が上手くいかない一因と考えられる．これらの操作を怠ると，PST 設置精度が低下し，結果としてステム設置精度の低下につながる．以下に ZedHip の操作画面を交えて解説する．

1. 自動 3D 作成画面で修正する大腿骨のマスクを表示させる（図 3）．
2. 3D ビュー内の大腿骨を右クリックし，モデル境界線を表示させる（図 4）．

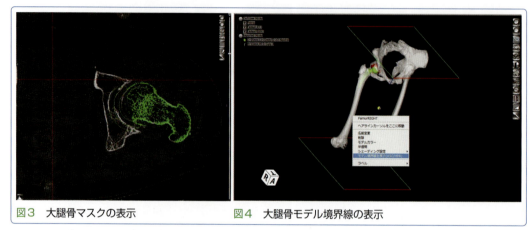

図3　大腿骨マスクの表示　　　図4　大腿骨モデル境界線の表示

3. MPR ビューでモデル境界線が表示されていない箇所に手動でマスクを追加していく（図 5）．

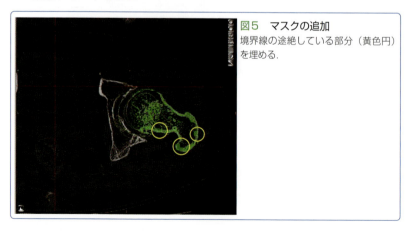

図5　マスクの追加
境界線の途絶している部分（黄色円）を埋める．

4. 術中に容易に切除可能と考えられる骨棘部分のマスクを削除する（図 6）．
5. 大腿骨マスク処理が終了したら，3D を作成する．
6. ZedEdit で大腿骨をエクスポートできるように処理する．3D ビュー内に目的とする大腿骨のみを表示させ，「Auto ROI」ボタンをクリックする．許容誤差 Poly を 1，許容誤差距離を 4 に設定し，Auto ROI を実行すると，MPR ビューに大腿骨の ROI が作成される（図 7）．

6．THA 大腿骨コンポーネント

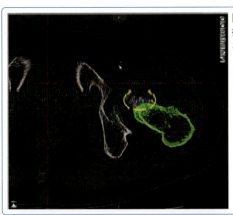

図6　骨棘部分のマスク削除
術中に切除する予定の骨棘（黄色円）を削除する．

ポイント
判断に迷ったときは削除しないほうが良い．PST の適合性を最も左右するポイントである．

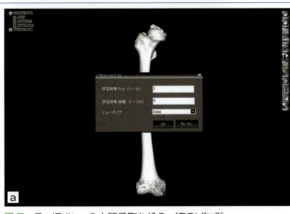
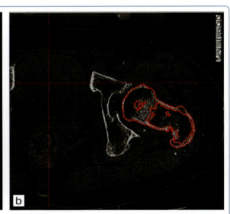

図7　ZedEdit への大腿骨取り込み（ROI 作成）
（a）パラメーターを入力すると（b）ROI が作成される．

7．「ROI 使用」をチェックし，領域抽出を行う．ヒストグラムを最大限に広げた状態で必要な範囲（後側方アプローチ用であれば大転子先端から小転子中央レベル）の領域抽出，マスク追加を行う（図8）．

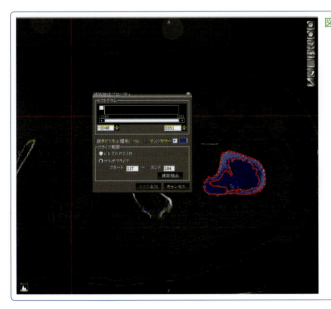

図8　必要領域の抽出

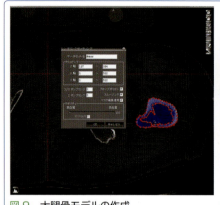
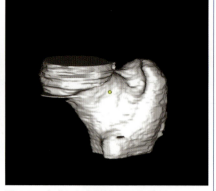

図9　大腿骨モデルの作成

図10　完成した大腿骨3Dモデル
PST作成にはこの範囲だけで十分である．

8. 皮質骨だけでなく海綿骨もマスクに含まれていることを確認する．抜けがあれば手動でマスク描画した後，大腿骨の3Dモデルを作成する．必要な範囲(主にZ軸方向)を設定しX/Yサンプリングは1に設定する（図9,10）．

9. 「3Dモデル出力」→「ワールド座標系」でstlファイル(femur0)を出力する．

2．骨切り面の設定

　PSTの主目的である骨切り面の設定を行う．PSTの原型は直方体であり，この一平面を骨切り面とすることでPSTとしての機能を持つこととなる．必須ではないが，以後の操作を容易に行うために必要なステップである．

1. 「大腿骨頭切除」画面で「初期位置に戻す」をクリックし，骨切りラインがデフォルトの位置にあることを確認する．

2. 「コンポーネントの設置」画面のcoronal画面で「座標系作成/保存」を選択し，座標軸を回転させて骨切り線を含む座標系を作成し，cut座標系として保存する（図11）．

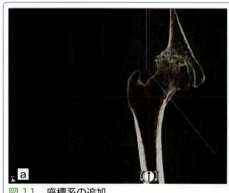
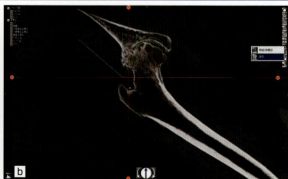

図11　座標系の追加
(a) 座標系作成前
(b) 骨切り面を含む座標系を作成し，保存する．

3．PST の作成

我々は骨切り面決定用（内外反，屈伸調節用）PST と前捻調整用 PST の2種類を使用しているが，原型は一つの直方体であり，これを 3D プリンティングソフトで加工することでそれぞれを作成している．これらの加工は後述することとし，ここでは原型の PST 作成方法を解説する．今回は後側方アプローチ用の左 PST を作成する設定とする．

1. ZedEdit の axial 画面の任意の位置に直方体の ROI を作成する．直方体長辺は骨頭切除断面長径よりも長く設定する．「ROI 使用」をチェックし，領域抽出を行う．ヒストグラムを最大限に広げた状態で Z 軸方向に 50 スライスの領域抽出，マスク追加を行う（図 12）．

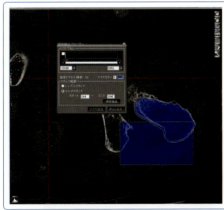

図 12　PST 用の ROI 作成および領域抽出

2. 3D を作成する．必要な範囲（Z 軸方向に 50 スライス）を設定し X/Y サンプリングは 1 に設定する（図 13）．

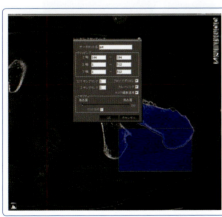

図 13　PST3D モデル作成
小さすぎると再作成の手間がかかるため，最初は大きめに作成することを勧める．

3. 3D ビュー内に完成した直方体を右クリックし，「移動ロック」を解除し，位置および角度の調整を可能にする．同様に「シェーディング設定」を「フラットシェーディング」に変更する．デフォルトでは「スムースシェーディング」に設定されているが，この状態では細かな角度調整が不可能である（図 14）．

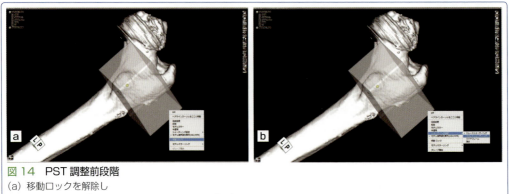

図14　PST調整前段階
(a) 移動ロックを解除し
(b) シェーディング設定をフラットシェーディングに変更する．

4．《PSTの角度調整》「ビュー座標系」を「2．骨切り面の設定」で作成した「cut」に変更し，3Dビュー内の「カメラ位置切り替え」から「背面」を選択する（図15）．直方体の各辺が画面枠と平行になるように直方体を回転させる．後に微調整を行うのでまずは大まかに調整する．同様の操作を「上面」，「左面」でも行う．

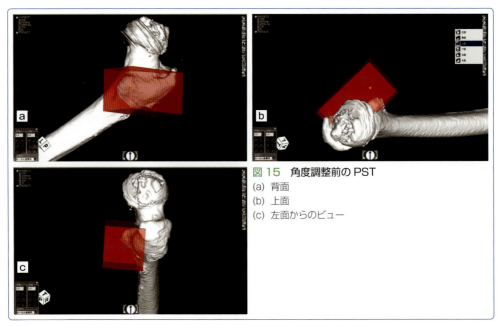

図15　角度調整前のPST
(a) 背面
(b) 上面
(c) 左面からのビュー

5．次いで微調整であるが，これは3Dビュー左下のコントロールパネルを使用する．「座標系」リストから「cut」を選択する．背面(Y)，左面(X)，上面(Z)のそれぞれを調整し，直方体が画面枠と完全に平行にする．これで直方体は骨切り面とステム前捻軸に平行な面を獲得する（図16）．

6．《PSTの位置調整》ZedHipのコンポーネントの設置画面に移動する．ツールバー内の「ルーラー表示・非表示」をクリックし，ルーラーを表示させる．3Dビューのカメラ位置を左面に設定し「ステム」ボタンをクリックすると，ステム軸が画面横方向中央に一致するように3Dモ

6．THA 大腿骨コンポーネント

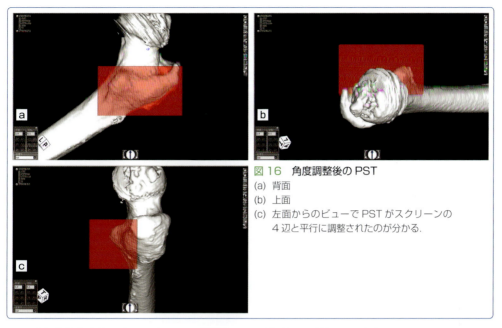

図16　角度調整後のPST
(a) 背面
(b) 上面
(c) 左面からのビューでPSTがスクリーンの4辺と平行に調整されたのが分かる．

デルが移動する．次いでルーラー縦軸のメモリをドラッグし，0点を骨切り面に合わせる（図17）．

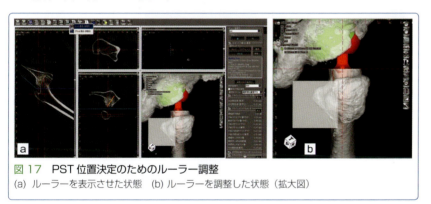

図17　PST位置決定のためのルーラー調整
(a) ルーラーを表示させた状態　(b) ルーラーを調整した状態（拡大図）

7. ZedEdit 画面に移行する．3Dビュー画面にはインプラントCADや骨切り面は表示されていないが，大腿骨3Dモデルとルーラー基準線の位置関係は前項《PSTの位置調整》で設定した状態を維持しており，これが骨切り面を示している（図18）．PSTをドラッグし，上面と前面をルーラー基準線と揃える（図19）．PST前面は前捻基準線を含んでいるが，術中は電気メスや皮膚ペンなどで線を描画して使用するため，コントロールパネルでその誤差分PSTを前方（Y方向）へ1mm 移動させる（図20）．

ポイント
この画面で拡大率を変更すると，骨切り面とルーラー基準線の位置関係が変わってしまうため，拡大率の変更は厳禁である．

3D 術前計画に基づいたステム用 PST 作成手順

89

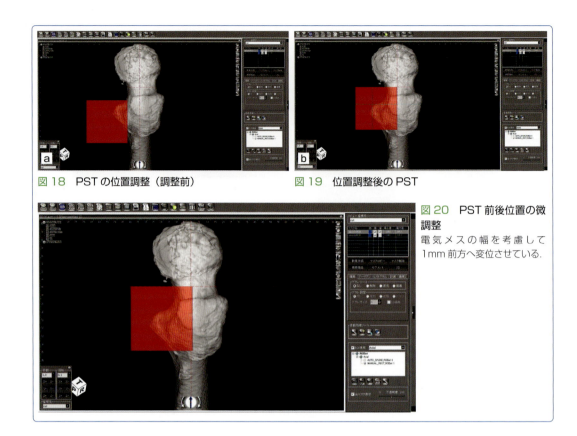

図18 PSTの位置調整（調整前）

図19 位置調整後のPST

図20 PST前後位置の微調整
電気メスの幅を考慮して1mm前方へ変位させている．

8. ZedHipのコンポーネントの設置画面に移動し，最終チェックを行う．3Dビュー内のPSTを右クリックし，「モデル境界線を表示」させると，MPR画像にPSTのアウトラインが出現するので，スライダーを動かし，PSTの位置・角度に誤りがないか確認する（図21）．異常があれば4.-7.の操作を繰り返す．

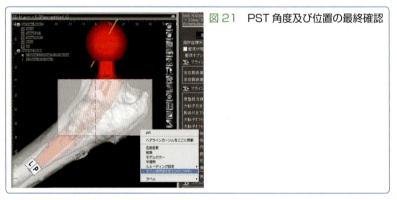

図21 PST角度及び位置の最終確認

9. 「3Dモデル出力」→「ワールド座標系」でstlファイル (pst0) を出力する．

2. Computer-Aided Design ソフトウェア（CAD ソフト）を用いた PST の加工

ZedEdit のみで PST を作成することは可能だが多大な労力を要するため，CAD ソフトの使用が望ましい．我々は Magics19（マテリアライズジャパン株式会社）を使用しており，これを用いた PST の作成手順を解説する．なお，使用する機能は少なく，フリーソフトでも代用可能と考えるが未検証である．

1. 「パーツをインポート」から ZedEdit よりエクスポートした大腿骨（femur0），PST（pst0）の stl ファイルを開く（図22）．

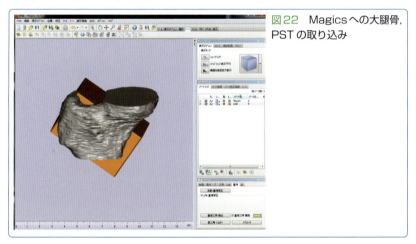

図22　Magics への大腿骨，PST の取り込み

2. ブーリアン機能を用いて pst0 から femur0 を除去する（図23）．《骨切り面決定用 PST 原型（cut）完成》

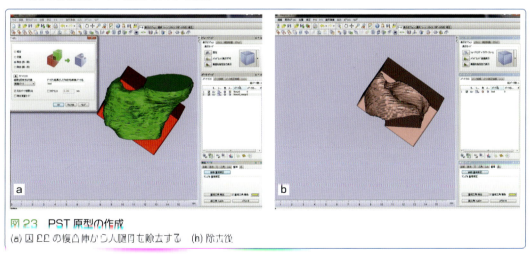

図23　PST 原型の作成
(a) 図22の複合体から大腿骨を除去する　(b) 除去後

3. 前捻調整用 PST パーツにかかる. pst0 をインポートし, 骨切り面を選択. 押し出し機能を使用し, 骨切り面を垂直に 5mm 押し出す (図 24).

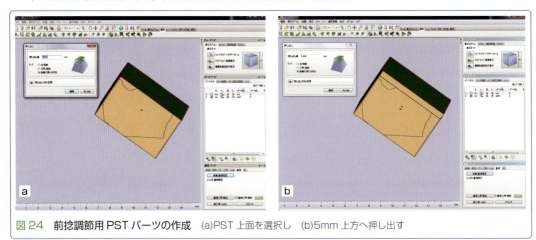

図 24　前捻調節用 PST パーツの作成　(a)PST 上面を選択し　(b)5mm 上方へ押し出す

4. 前捻基準面を選択し, 同様に 5mm 押し出す (図 25).

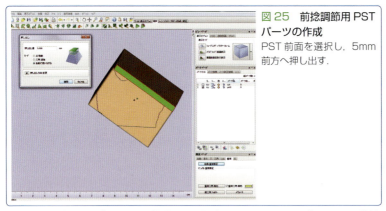

図 25　前捻調節用 PST パーツの作成
PST 前面を選択し, 5mm 前方へ押し出す.

5. pst0 をインポートし, 前項 4. で作成した CAD からブーリアン機能でこれを除去する.《骨切り面決定用 PST 原型 (ante) 完成》(図 26).

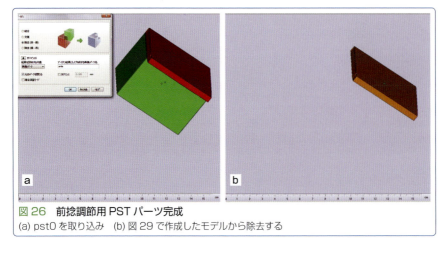

図 26　前捻調節用 PST パーツ完成
(a) pst0 を取り込み　(b) 図 29 で作成したモデルから除去する

6. PST および大腿骨の成型を行う. femur0, cut, ante を表示した状

6．THA 大腿骨コンポーネント

態で cut の前面からのビューに調整する．Magics ではビュー方向指定機能を使用する．これを回転させて直方体４辺が画面枠と平行になるように調整し（図 27），cut 及び ante をフレーム表示にする（図 28）．

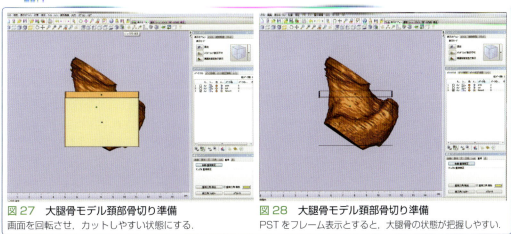

図 27　大腿骨モデル頚部骨切り準備
画面を回転させ，カットしやすい状態にする．

図 28　大腿骨モデル頚部骨切り準備
PST をフレーム表示とすると，大腿骨の状態が把握しやすい．

7．femur0 を骨切り面でカットし，骨頭側を除去する．骨切り面は cut と ante の境界線で示される（図 29）．

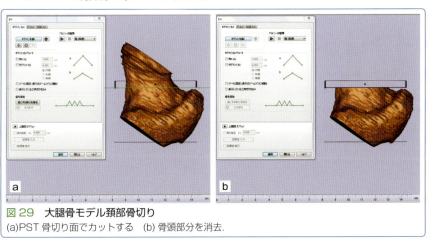

図 29　大腿骨モデル頚部骨切り
(a)PST 骨切り面でカットする　(b) 骨頭部分を消去．

8．cut をカットする（図 30）．

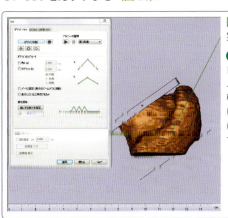

図 30　頚部骨切り用 PST の成型
実際の手術を想定し，必要部分を設定する．

▶ポイント
自身の術野を考慮する．我々の施設では内側カルカー部にホーマン鈎を掛けるため，下端を小転子上縁よりもやや近位としている．転子間稜は後側方アプローチ用 PST のフィッティングに最重要な部位であるため，必ず含めるようにする．

3D 術前計画に基づいたステム用 PST 作成手順

9. 大腿骨の不要部分をカットする（図31）．材料削減とプリント時間短縮のための操作であり，必須操作ではない．

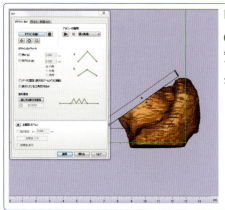

図31　大腿骨不要部分の除去

ポイント
必須操作ではないが，パーツを小さくすることでプリント時間の短縮およびプリントミスの減少になる．また，材料削減にもなる．

10. 骨切り面ビューにし，PST前縁線が画面下端と垂直になるように調整する（図32）．

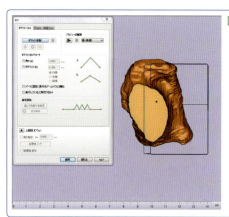

図32　PST高さ調整準備

11. PST骨切り面を適当な高さでカットする．高さが低すぎるとボーンソーのガイドとして不十分であり，高すぎると術野の妨げになる（図33）．

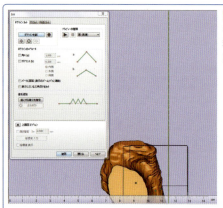

図33　PST高さ調整
ウィンドウ下端にある定規を使用する．当科では頚部最後面から15mmに統一している．

6．THA 大腿骨コンポーネント

12. PST の幅を決定する．骨切り面決定用 PST よりも前捻調整用 PST の幅が広くなるため，後者を基準に幅を決定する．内側は内側カルカー外縁に設定する（図 34）．

> **ポイント**
> 外側は骨切り断面形状により異なるが，可能な限り広くとるほうが前捻調節には有利と考えられる．

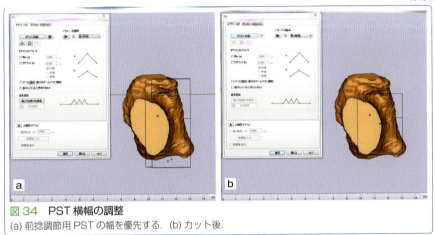

図 34　PST 横幅の調整
(a) 前捻調節用 PST の幅を優先する．(b) カット後．

13. ante から実際にステム前捻を示す部分 (ante1) と ante1 を骨切り面決定用 PST と連結する部分（ante2）に分離する．この境界は cut の後面にあたる（図 35）．

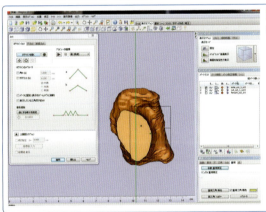

図 35　前捻調節用 PST パーツの分離

14. 骨切り面決定用 PST の幅を調整する (cut1)（図 36）．

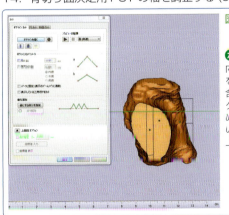

図 36　骨切り用 PST の横幅調整

> **ポイント**
> 内側部分はホーマン鉤に干渉せず，かつ視認性を損なわないことを留意する．外側は転子窩を含めると形状が複雑になりすぎてフィッティングが困難になるため，転子窩よりも内側にとどめている．しかし，転子間稜がなだらかな症例の場合は転子窩を一部含めたほうが適合性が向上する．

3D 術前計画に基づいたステム用 PST 作成手順

95

15. 13. で作成した ante2 を加工する（図 37）.

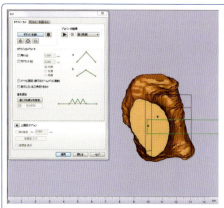

図 37　前捻調節用 PST パーツの加工
骨切り用 PST と前捻・調節パーツ（ante1）を架橋するために，ante1 を直方体にカットする．

16. 大腿骨の不要部分を削除する（図 38）.

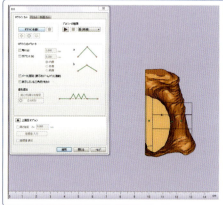

図 38　大腿骨不要部分の削除
必須作業ではないが，ステム前捻と平行なラインでカットしておくことで，前捻調整用 PST のフィッティングを確認するに有用である．

17. 《前捻調節用 PST の仕上げ》cut1 を保存 (cut とする）した後，ante1, ante2 とマージする．今回は XXXXX としているが，手術日，患者イニシャルなどを刻印する（図 39）.

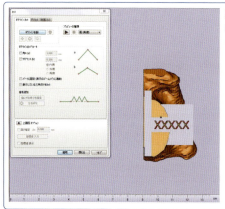

図 39　前捻調節用 PST 完成
3 つに分離していた PST のパーツをマージし，ID などを刻印する．

18. 同様に大腿骨にも刻印する（図 40）．

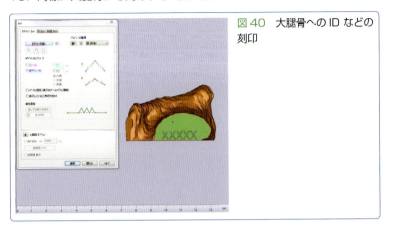

図 40　大腿骨への ID などの刻印

19. 3D プリント時の底面を設定する（図 41）．

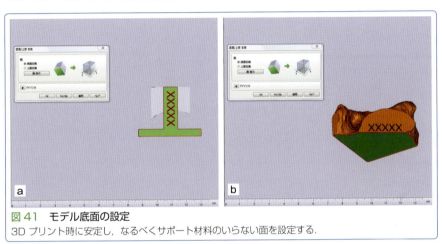

図 41　モデル底面の設定
3D プリント時に安定し，なるべくサポート材料のいらない面を設定する．

20. 《骨切り面決定用 PST の仕上げ》cut をインポートし，骨切り面以外の面に刻印する（図 42）．

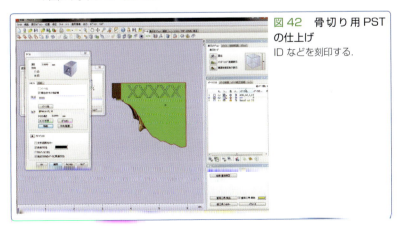

図 42　骨切り用 PST の仕上げ
ID などを刻印する．

21. 骨切り時に PST を押さえて安定させるためのくぼみを作成する（図43）.

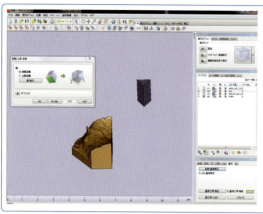

図43 くぼみ作成準備1
骨切り用 PST を安定させるための細工．骨切り用 PST にくぼみを作成するための三角柱を作成する．

ポイント
当科では三角柱状に PST をくりぬくことで，筋鉤で押さえつけるくぼみを作成している．パーツ作成より角柱を選択する．サイズは筋鉤が引っかかる程度でよい．

22. PST 外側面と三角柱の側面をそれぞれ底面に指定した後，底面同士を重ね合わせるように移動する（図44）.

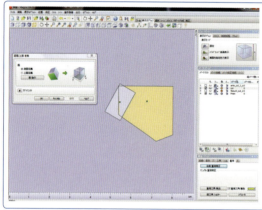

図44 くぼみ作成準備2
底面をそろえる．
Magics では「デフォルトの位置に移動」機能を使用するとよい．

23. 三角柱を回転・移動させることで PST 外側面のくぼみを作成したい位置に調整する（図45）.

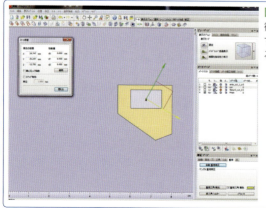

図45 くぼみ作成準備3
術中に PST を押さえ込みやすい位置に三角柱を移動させる．

6．THA 大腿骨コンポーネント

24. ブーリアン機能で PST から三角柱を除去した後，3D プリント時の底面を設定する（図 46）．

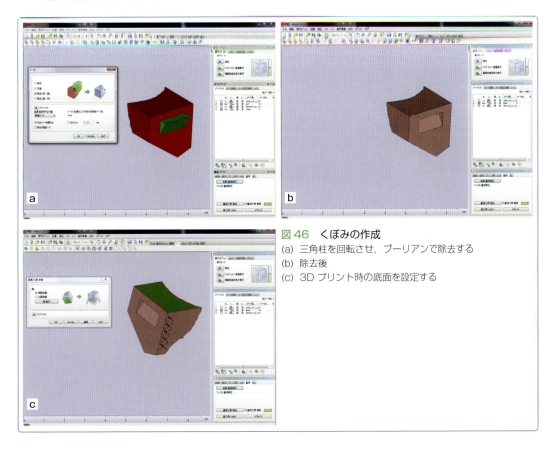

図 46　くぼみの作成
(a) 三角柱を回転させ，ブーリアンで除去する
(b) 除去後
(c) 3D プリント時の底面を設定する

6.3　3D プリンターによるステム用 PST の作成

1. Replicatior2X（Makerbot）

　当 3D プリンターはデュアルノズルであることが一番の特徴であり，PST のみならず骨盤模型を造形する際に欠かせないサポート（支柱）を異なる素材のフィラメントで作成することができる．我々は PST や骨盤 3D モデルを ABS フィラメントで，サポートを可溶性フィラメントで作成している．3D プリンターで造形する際には 3D スライサープログラムでの処理が必要である．今回は Makerbot Desktop を使用した．

1. 「ADD FILE」から femur，cut，ante の 3 ファイルを開く．
2. モデルをテーブル上に配置する．ベースプレートの過熱むらを考え，可能な限り中央に縦列させている（図 47）．

略語
ABS：acrylonitrile butadiene styrene

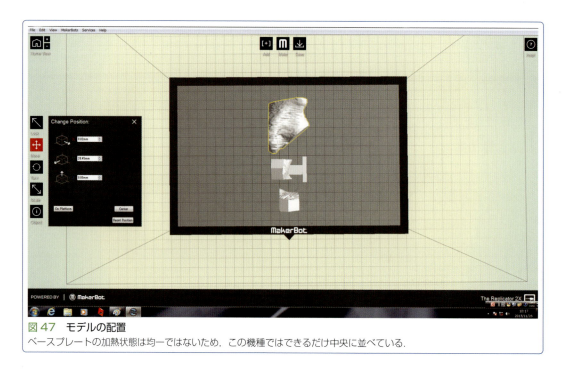

図47 モデルの配置
ベースプレートの加熱状態は均一ではないため，この機種ではできるだけ中央に並べている．

3.「SETTING」で「QUICK」を選択する．フィラメントの積層高により「low(0.3mm)」，「standard(0.2mm)」，「high(0.1mm)」が選択可能だが，low で十分に実用可能である（図48）．当機種では ABS，ディゾルバブルフィラメントの2種類が使用可能である．

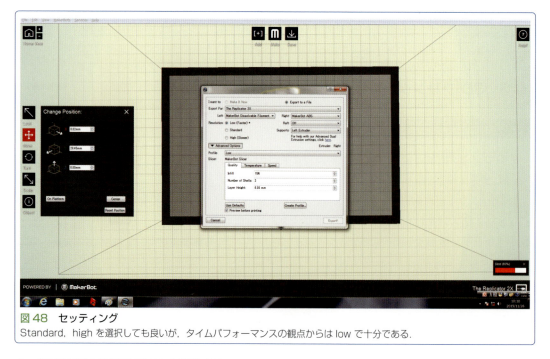

図48 セッティング
Standard, high を選択しても良いが，タイムパフォーマンスの観点からは low で十分である．

4.「EXPORT PRINT FILE」を選択する．
5. 3D プリンターで造形する．

2. 3D プリンターのメンテナンスは取扱説明書を参照して行う

定期メンテナンスを怠るとプリントミスにつながり，時間・労力・材料を無駄にすることになる．

6.4 PST によるステム設置の実際

> **ポイント**
> ・PST が計画通りに設置されていることを確認する手段を持つこと．
> ・PST の破損は異物を混入させることになるので，骨切りは慎重に行うこと．

PST を使用した頸部骨切り，ステム設置の実際を示す．症例は左後側方アプローチによる THA である．

1. 頸部骨切り

1. 脱臼させた状態で大腿骨モデルと比較し，不要な骨棘を切除する（図49）．

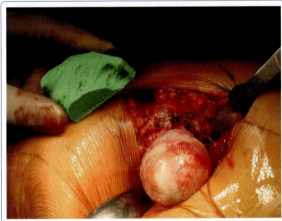

図49 骨棘の切除

2. 骨切り用 PST のフィッティング箇所の目安をつける（図50）．

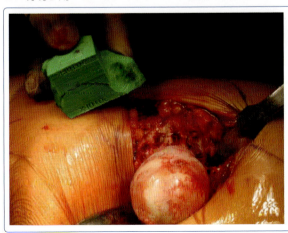

図50 PST フィッティング部位の確認

3．骨切り用 PST を設置する（図 51）．

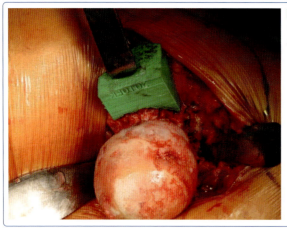

図 51　PST の設置
くぼみを筋鉤で押さえ込み，安定感を確認する．

4．骨切りラインを電気メスで描画し，術前計画時に計測した残存頸部長を計測することで，設置位置に誤りがないか確認する（図 52）．

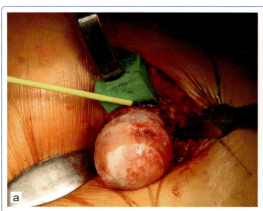
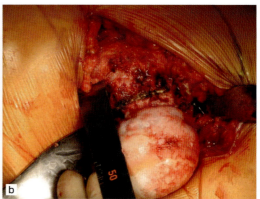

図 52　骨切りレベルの確認
(a) 骨切りラインの描画．　(b) 術前計画時に特徴点から骨切り線までの距離を 2 か所計測しておき，測定値と計測値の乖離が著しい場合はフィッティング部位を再検討する．

5．再度骨切り用 PST を設置し，骨切りを行う（図 53）．

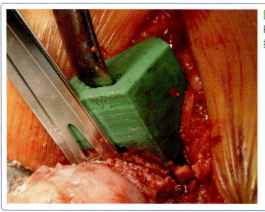

図 53　頸部骨切り
PST の破損を防ぐため，直接接触は可及的に避ける．

ポイント
PST の破損を避けるため，ボーンソーは PST に押し当てずに添わせるようにして骨切りを行う．

6．骨切り用 PST と骨切り断面との適合状態を評価する（図 54）．

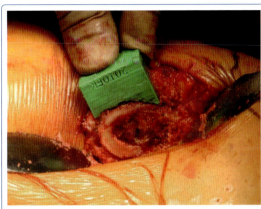

図 54　骨切り面の確認

2．ラスピング及びステム設置

1．前捻調節用 PST を設置する．骨切りが計画通りに履行されていなければ，この適合性が不適切になるため，誤って骨切りしていないか検討する（図 55）．

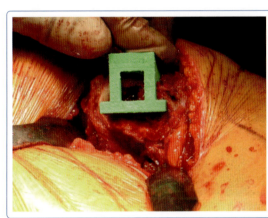

図 55　前捻調節用 PST の設置
設置不良の場合は骨切り時のずれがないかを再確認する．

2．前捻参照線を電気メスで骨切り面に描画する（図 56）．

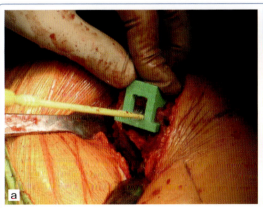
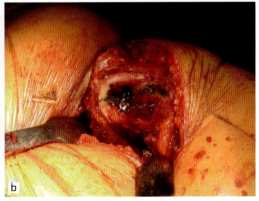

図 56　骨切り線の描画
(a) PST に沿って骨切り線を描画する　ラスプで削れない部分まで描画しておく．
(b) PST を取り外し確認する．

3. 3D計画画面の骨切り断面も参照にしつつ，刺入点を決定し，ラスピングする．内外反・屈伸は骨切り断面を，前捻は前捻参照線を参照しつつ慎重に行う（図57）．骨質の良否はCTだけでは判別困難であるので，サイズは計画に固執しない．当科では50%が計画通り，40%が1サイズ小，10%が1サイズ大であった．

ポイント
骨質の良否はCTだけでは判断困難であるので，サイズは計画に固執しない．

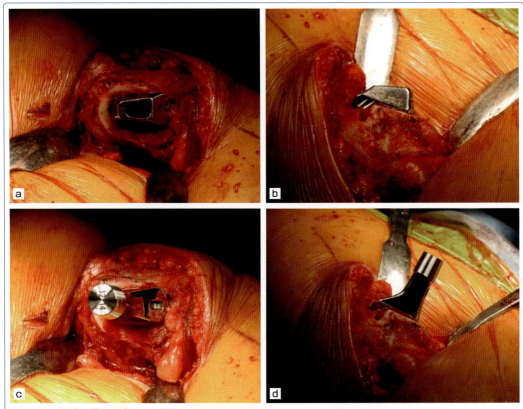

図57 ラスピングおよびステム設置
(a), (b) アライメント確認しながらラスピングする．
(c), (d) ステム設置．

6.5 PSTによる設置精度

当科ではショートステムを主に使用しているが，その中でもMiniHipおよびOptimysを使用する際にPSTを用いている．以下にその設置精度を示す．MiniHip30例，Optimys50例でいずれもラーニングカーブ終了後の症例群である．術後2週目に撮影したCTをZedHipで計測した（表1）．

表1 ステム設置精度

	前捻(度)	外反(度)	屈曲(度)	深度(mm)	脚長差(mm)
平均±95%信頼区間	-3.1±1.2	-1.3±0.6	2.4±0.6	0.5±0.6	1.1±0.8
絶対値平均±標準偏差	4.9±3.1	2±1.7	2.8±1.8	1.7±1.9	2.6±2

おわりに

　3D 術前計画ソフトは綿密な計画を立てるためには重要なツールであるが，2D 上の 3D を手術中の実際の 3D に架橋するデバイスがなければその真価を十分に発揮できない．安価で小型な 3D プリンターの出現により，一般病院でも PST が院内で作成可能となったことは，非常に革新的なことであり，今後も他用途への発展が期待される．

参考文献

1）Sugano N, Noble PC, Kamaric E, et al: The morphology of the femur in developmental dysplasia of the hip. J Bone Joint Surg Br 1998 Jul; 80(4): 711-9.

（北田　誠）

7 インフォームド・コンセント

ポイント

・実物大骨モデルは，術前インフォームド・コンセントの患者理解度を上げ，術前計画・術中支援に大いに役立つ．

　インフォームド・コンセントとは通常「説明と同意」と訳されているが，「十分な説明を受けた上での患者の同意」という意味である．日本では，1980年代後半からICの概念が用いられるようになり，1990年に日本医師会の生命倫理懇談会より『説明と同意』についての報告」が公表された．1997年，医療法の改正が行われ，ICが医療者の努力義務として盛り込まれた．

　実際にわれわれ臨床医がICを行う相手はほとんどが医療に対して素人である．ある報告ではIC後の病状の理解度は67%，手術の方法については50%だとされている[1]．病状だけではなく手術の方法についても理解してもらわなければ，患者が適切な治療法を選択できない場合もありうる．実物大骨モデルは病状だけではなく手術方法の理解度を上げるツールとして非常に役立つ．

　ここでは股関節手術のICにおいて実物大骨モデルの有用性について述べるとともに，手術支援に用いる実物大骨モデルを作る際のICについても言及する．

略語
IC：informed consent
（インフォームド・コンセント）

memo
医療法第1条の4第2項「医師，歯科医師，薬剤師，看護師その他の医療の担い手は，医療を提供するに当たり，適切な説明を行い，医療を受ける者の理解を得るよう努めなければならない」

7.1　ICにおける実物大骨モデルの有用性

　多くの施設でレントゲン写真やCT画像，シェーマ，骨モデルを用いてICを行っていると思われる．残念ながら整形外科において模型の用いることによるICの理解度の差を数字にした報告はなかった．しかし歯科の領域では補綴材料を選択する際に，実際の材料を用いたICでは患者の理解度を高めるために有用であるという報告が散見される[2-4]．

　筆者の施設では通常のTHAに際しては既製品の股関節モデルと説明用に保管してある実物のTHAコンポーネント（**図1**）を用いてICを行っている．変形の少ない変形性股関節症に対しては特に問題なく手術内容を理解いただけているようである．しかし再置換術や強直関節に対するTHAでは術中の手技やコンポーネントの設置位置も千差万別であるため，術者の頭に描いている状況を患者に理解してもらうのは難しい．実物大骨モデルを用いてICを行った一例として，強直関節に対するTHAの場合を示す（**図2**）．この症例は完全な骨性強直のうえ外旋内転で固定されていた．そのため股関節

7. インフォームド・コンセント

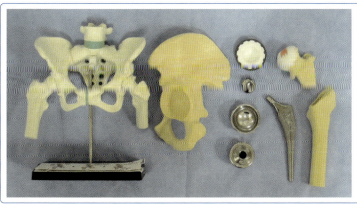

図1 IC用の既製品の股関節モデルと説明用に保管してある実物のTHAコンポーネント
通常のTHAの時はこれらを用いてICを施行している．

骨盤と大腿骨頭・頚部の境界部の判別が難しく，ある程度大きな皮切を要することや神経損傷の可能性などの説明を要した．既製品の模型と比較しながら説明することで，一般的なTHAと比較して侵襲が大きく，合併症発生の確率が高くなってしまうことが理解いただけた．このように一般的な術式から逸脱することが予想される症例のICでは，実物大骨モデルは非常に有用である．

7.2 手術支援のための実体模型を作る際に必要な説明

2016年3月で廃止となったが，以前は実体模型の作成は先進医療（36. 実物大臓器立体モデルによる手術支援）を用いることが可能であった．当院でIC時に用いていた用紙を図3に示す．これまでの章にも述べられているが，実体模型の作成にはある程度のコストを要する．多くは病院負担となるが，先進医療を用いれば患者負担とすることも可能であった．しかし先進医療は

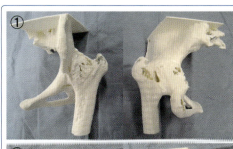
①

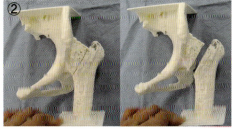
②

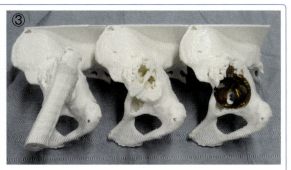
③

図2 実物大骨モデルを用いたICを行った一例
強直関節に対するTHAについて，正常股関節の模型と比較しながら説明することで，一般的なTHAに比較して侵襲が大きく，合併症発生の確率が高くなることの説明に有用であった．
①CTからそのまま作ったモデル：完全な骨性強直のうえ外旋内転で固定されており，股関節後方の確認が難しいことを伝えやすい
②骨切りしたモデル：股関節後方の確認が難しく，骨切り時に坐骨神経に近くなることがわかる．
③臼蓋を設置したモデル：最終的な手術ステップを説明するのに使用．

全額患者負担となるため,その有用性について IC を要することは必然であった. 先進医療(36.実物大臓器立体モデルによる手術支援)の廃止に伴い,2016 年 4 月から「K939 画像等手術支援加算,2 実物大臓器立体モデルによるもの」が拡充され,保険適用になる術式が増えた. しかし手術に付随する費用は DPC 外になるため,この場合も一定の IC は要するものと思われる.

　これまでの章でも述べられているように,実体模型は術前 IC の患者理解度を上げ,術前計画や術中支援に多いに役立つツールである. 手術を安全,正確に行う一助になることを説明すれば,患者の理解は得られるものと思われる.

参考文献

1）匹田奈津恵,植田浩子,澤田真由美,他:術前のインフォームド・コンセントにおける患者の理解度と看護婦の役割の検討 患者 18 名に実施したアンケート調査を通して. 奈良県立医科大学附属病院紀要 2005;33: 116-120.
2）足立哲也:口腔内環境を擬似再現したシミュレーションモデルによる審美補綴技工補綴物と歯肉の関係性を色調・形態面から確認する「トライモデル」の応用. 歯科技工 2014；42：642-657.
3）山下正晃,樋口鎮央,和田主実,他:インフォームドコンセントを目的とした"トライティース"吸引形成法による熱可塑性樹脂の可能性. 日本歯科産業学会誌 2008；22：69-74.
4）田中裕規子:当院の口腔ケアシステム 資料収集と患者さんへの説明. デンタルハイジーン 2008；28：65-69.

（中村　祐敬）

先進医療「実物大臓器立体モデルによる手術支援」について

先進医療の制度は，国民の安全性を確保し，国民の選択肢を拡げ，利便性を向上するという観点から，平成18年12月に保険診療との併用が認められたものです．実物大臓器立体モデルによる手術支援は，すでに複数の医療機関において先進医療として行われており，当院でも平成27年0月に認められました．

「先進医療に係る費用」について

先進医療を受けた時の費用は，次のように取り扱われ，患者さんは一般の保険診療の場合に加え，「先進医療に係る費用」を負担することになります．
1）「先進医療に係る費用」は，患者さんが全額自己負担することになります．なお「先進医療に係る費用」は，医療の種類や医療機関によって異なります．
2）「先進医療に係る費用」以外の，通常の治療と共通する部分（診察・検査・投薬・入院料等）の費用は，一般の保険診療と同様に扱われます．つまり，一般保険診療と共通する部分は保険給付されるため，各健康保険制度における一部負担金を支払うこととなります．

《先進医療：実物大臓器立体モデルによる手術支援について》

１．実物大臓器立体モデルによる手術支援の目的および方法

実物大臓器立体モデルによる手術支援とは，患部のCT画像を撮影した後，CTデータを元にコンピュータを用いて三次元画像を作成する．次に，三次元積層法を用いた三次元プリンターに当該画像データを入力し，骨格の実物大立体モデルを作製する．このモデルを用いて，実際の手術器具（ボーンソー・ドリルなど）を使用した手術のシミュレーションを行い，複雑な手術イメージをスタッフ間で共有・補完した上で手術に臨むものです．

２．期待される効果

適切な治療方針の決定，複数のスタッフ間でのイメージの共有・補完を行うことができ，手術時間の短縮やより正確な手術が可能となり安全性が高まります．

３．予想される有害反応（副作用）

実物大臓器立体モデルは，骨に著しい変形や欠損を伴う症例に対して，より安全に正確な手術を行うための手術支援用具です．これを用いることで手術の副作用や危険性が増すことはありません．ただし，治療・手術の完全保障をするものではありません．診断・治療・手術については，それぞれの場合に応じて説明いたします．

４．他の治療法との比較

通常のX線撮影画像やCT撮影画像を参考にして，立体モデルを作製せず，従来の手術を行うことも可能ですが，この先進医療技術を使うことで手術の安全性・確実性が高まり，手術時間を短縮でき，良好な手術結果が得られると考えています．

５．費用負担

先進医療は保険適用となっておりません．そのため保険適用されている診断・治療・手術費用の他に，先進医療を行うためのモデル作製費等が，先進医療費として請求されます．その額は作製するモデルの部位や種類によって異なりますが，53,880円〜107,760円かかります．

６．プライバシーの保護

この治療に際して得られた医療情報については，医学の発展のための研究データとして解析に使用することがありますが，あなたの個人や名前を識別する情報は，本治療法の研究結果の報告や発表に使用されることはありません．

７．同意されない場合でも不利益は受けないこと

この治療を受けるかどうかはあなたの自由です．たとえ同意されない場合でも，今後の診療上不利益を受けることは一切ありません．

図3　当院で実体模型を作成する際の先進医療についての説明文書

8 PSTの精度検証の各種方法

ポイント
・PSTの精度検証には3つのステップがあり，ステップごとに精度検証が必要であるが，CT based
ナビゲーションに匹敵するインプラントの設置精度である．

PSTは患者の骨のメス型であるため，理想的な条件であればオス型である患者の骨とピッタリと適合するはずである．PSTを使用することで理論的にはインプラントを術前計画と高い精度で合致させることが可能になる．しかし高い精度を得るためには以下の項目をクリアする必要がある．

1）PSTを計画通りに正確に設置する
2）設置したPSTにそって正確に骨切りもしくはリーミングなどを行う
3）インプラントを計画通りに挿入する

このいずれの段階においても誤差が生じうるため，各段階で注意が必要である．

精度検証には上記の1）〜3）のそれぞれに対応したものがある．すなわち

1）PSTを設置した時の目標設置位置からの誤差
2）骨切りもしくはリーミングなどを行った際の術前計画からの誤差
3）インプラントを設置した後の目標設置位置からの誤差である．

この章ではPSTを用いたTHAにおいてインプラント設置の精度検証について述べたい．

略語
PST : patient specific
template
（患者個別手術テンプレート）

8.1　PSTを設置した時の目標設置位置からの誤差

TKA用のPSTにおいて樋口らは軟部組織を十分に除去し，ガイドを骨疎にしっかりとおさえ込むようにすることが重要であるとしている[1]．PSTは患者の骨に対してオス・メスの関係にあるため，設置する部分に介在物が入ればoutlierの原因になることはTHAにおいても同様であり，Hananouchiは，flesh cadaverを用いた場合，dry boneに比較して精度が劣る原因として，設置面の軟部組織の介在を挙げている[2]．PSTを設置した状態でその設置精度を術中に検討する方法としては大別して（1）術中CTを撮影する（2）ナビゲーションシステムを用いる（3）その他，の3つになる．

1. 術中CT撮影

PSTを設置した状態で術中CTを撮影することは難しく，これまでの報告ではいずれもcadaverを用いたものである．Sakaiは金属球を挿入した

8. PSTの精度検証の各種方法

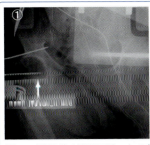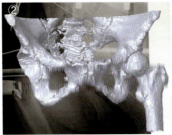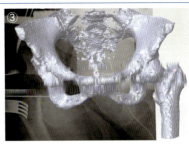

図1　矯正ガイド用スリットの作成
①PST設置後,術中レントゲン写真を撮影する　②PST設計時の骨盤3Dモデルと3D-CAD上で2D3Dレジストレーションを行う　③Anterior pelvic plane から見たときの K-wire の傾きを計測する.

PSTを設置後,CTを撮影したところ術前計画との絶対値誤差は大腿骨側で骨切り角度1.6 ± 0.7°,高さで1.2 ± 0.8 mm,臼蓋側で外方開角1.0 ± 0.9°,前方開角1.7 ± 1.1°であったとしている[3]. Hananouchi はガイドとして K-wire を刺入するタイプの PST を用いており,臼蓋側の cadaver を用いた CT の計測で外方開角1.9 ± 2.0°,前方開角2.0 ± 2.0°としている[2].

2. ナビゲーションシステム

ナビゲーションシステムを使用する場合,装置の設置が煩雑であったりトラッカーを設置するために侵襲が大きくなってしまうというデメリットがあるが,CT と異なり,実際の術中に PST の設置位置を検証可能である.坂井らは,術前計画との絶対値誤差は大腿骨側で骨切り角度1.6 ± 0.8°,高さで0.8 ± 0.5 mm,臼蓋側で外方開角0.87 ± 0.61°,前方開角0.87 ± 1.2°であったとしている[4].

3. その他

Raaijmaakers の PST は大腿骨頭にすっぽりかぶせるタイプであり,大腿骨側のみの精度検証ではあるが,ユニークな方法で行っている[5].切り取った骨頭を3Dスキャナーで計測し,術前計画との誤差を検証するものである.Surface Replacement であるためガイドワイヤーの挿入角の誤差について検討しているが,5症例において挿入角度誤差は1.5 ～ 2.9°,挿入点誤差は1.6 ～ 2.1mm であったとしている.また,別の方法として筆者らは,術中レントゲン写真と術前 CT の 2D3D レジストレーションを用いている.臼蓋側の PST を設置後,術中レントゲン写真を撮影する.これを PST 設計時に用いた 3D-CAD に読み込み 2D3D レジストレーションを行う(図1) K-wire の傾きから目標設置位置に対する外方開角の誤差が計算可能である.図1の場合は0.7°であった.しかしこの方法では前方開角の誤差は検出不可能であるため,今後,手法の改善が必要であると考えている.また大腿骨側については構造上,この方法では術中の設置位置の検討は困難である.

8.2　骨切りもしくはリーミングなどを行った際の術前計画からの誤差

　残念ながらこの部分での精度検証を行っている報告はなかった．また TKA 用の PST についても報告はなかった．

8.3　インプラントを設置した後の目標設置位置からの誤差

　ほとんどの報告[2,4,6-10]でインプラント設置後に CT を撮影し，術前計画と実際に挿入されたインプラントの位置について誤差を検討している．筆者の場合は metal on metal を使用していたこともあり CT からインプラント設置角度を計算することは難しかった．このため臼蓋側インプラントを設置した直後の術中レントゲン写真から，前述の 2D3D レジストレーションで設置位置を計測している．表1 にそれぞれの報告をまとめる．CT based navigation や mechanical navigation を用いたときの精度も同時に示してあるが，PST を用いた場合の精度はそれらに遜色ないものとなっている．

表1　インプラント設置後の目標設置位置からの誤差

臼蓋側

	症例数	使用機器	Inclination(°)	Anteversion(°)
Hananouchi et al. [8]	24	PST	2.8 ± 2.1	3.7 ± 2.7
Hananouchi et al. [9]	38	PST	3.2 ± 2.3	3.7 ± 2.7
Zhang et al. [10]	11	PST	1.6 ± 0.4	1.9 ± 1.1
Sakai et al. [3]	8 (cadaver)	PST(non-anterior rim)	6.7 ± 4.2	8.4 ± 4.8
	8 (cadaver)	PST(non-anterior rim)	3.4 ± 2.1	6.6 ± 4.7
中村ら [12]	6	PST	1.7 ± 0.9	1.6 ± 3.8
Kitada et al. [13]	30	CT-based navigation	1.5 ± 3.5	1.4 ± 5.6
Steppacher et al. [14]	70	Mechanical navigation instrument	1.3 ± 3.4	1.0 ± 4.1

大腿骨側

	症例数	使用機器	coronal plane(°)	sagittal plane(°)	height(mm)
Iwaki et al. [7]	10	PST	3.5 ± 2.8	0.9 ± 0.7°	
Sakai et al. [3]	8 (cadaver)	PST(narrow base)	-0.9 ± 0.7	-1.5 ± 0.9	-0.7 ± 0.8
	8 (cadaver)	PST(wide base)	-1.3 ± 0.9	-3.0 ± 1.4	-0.5 ± 0.7
北田ら [6]	13	PST	1.9/2.0*	1.9/2.0*	3.9/4.1*
中村ら [11]	8	PST			1.1 ± 1.0
Kitada et al. [13]	30	CT-based navigation	− 0.2 ± 1.8		1.3 ± 4.1

* 正確度 / 精度　PST 各論文では PSI, PSG 等あるが全て PST とした

まとめ

　PST を用いた THA におけるインプラント設置精度についてまとめた．PST を用いた場合の設置精度は CT based navigation に匹敵するものであ

り，これらの報告に沿うならば非常に有用なものであると考えられる．しかしわが国では THA 用の PST はまだ市販されていないため，いずれの報告も製作者本人が精度検証を行っている段階である．筆者も自分で製作し，使用している者の一人であるが，使用に際し，製作者ならではのノウハウが存在する．今後，製作者以外でも広く使用できるようになったときに TKA 用の PST 同様，様々な検証結果や議論が出てくると思われる．THA 用の PST が真にすばらしいツールであるかを検証する意味でも，広く一般の術者が利用できるようになってもらいたいと願っている．

参考文献

1）樋口貴史，久門弘，南部浩史，他：人工膝関節全置換術における patient specificinstrumentation の使用経験．関節外科 2013；32：1389-1394.

2）Takehito Hananouchi, Elke Giets, Johan Ex, et al：Patient-specific Instrumentation for Acetabular Cup Orientation: Accuracy Analysis in a Pre-clinical Study. Journal of Contemporary Orthopaedic Research 2014; 1: 35-47.

3）Sakai T, Hanada T, Murase T, Kitada M, et al: Validation of patient specific surgical guides in total hip arthroplasty. Int J Med Robot 2014; 10(1): 113-120.

4）坂井孝司，村瀬剛，花田敏久，他：人工股関節全置換術における patient specific surgical guide 設置の精度検証．日本人工関節学会誌 2012；42：461-462.

5）Raaijmaakers Frederik Gelaude, Karla De Smedt et al: BMC Musculoskeletal Disorders 2010; 11: 161.

6）北田 誠，中田 活也，田村 理，他：頸部骨切り・ステムアライメントガイドとしての patient specific instrument の有用性 ショートステムでの検討．日本整形外科学会雑誌 2015；89(2)：S194.

7）Hiroyoshi Iwaki, Taku Yoshida, Mitsuhiko Ikebuchi, et al：A Patient Specific Template Technique Improved Femoral Component Alignment in Hip Resurfacing. J Bone Joint Surg Br 2012; 94-B; SUPP XXV 102.

8）Hananouchi T, Saito M, Koyama T, et al: Tailor-made surgical guide based on rapid prototyping technique for cup insertion in total hip arthroplasty. Int J Moo RDbot 2009; 5: 164-169.

9）Hananouchi T, Saito M, Koyama T, et al：Tailor-made surgical guide reduces incidence of outliers of cup placement. Clin Orthop Relat Res 2010; 468: 1088-1095.

10）Zhang YZ, Chen B, Lu S, et al：Preliminary application of computer-assisted patient specific acetabular navigational template for total hip arthroplasty in adult single development dysplasia of the hip. Int J Med RDbot 2011; 7: 469-474.

11）中村祐敬，堀内 忠一，杉山 肇：THA における patient specific surgical instruments の精度評価．日本人工関節学会誌 2014；44：653-654.

12）中村祐敬，堀内 忠一，杉山 肇：THA における stem 側 patient specific surgical instruments の精度評価．Hip Joint 2014；40：798-800.

13）Kitada M, Nakamura N, Iwana D, et al：Evaluation of the accuracy of computed tomography-based navigation for femoral stem orientation and leg length discrepancy. J Arthroplasty 2011; 26: 674-679.

14）Steppacher SD, Kowal JH, Murphy SB：Improving cup positioning using a mechanical navigation instrument. Clin Orthop Relat Res 2011; 469: 423-428.

（中村 祐敬）

Ⅲ部

THA以外での3D プリンターの活用

9 寛骨臼回転骨切り術

ポイント

・寛骨臼回転骨切り術（RAO）用ガイドは「腸骨・坐骨の骨切り用ガイド」と「骨片回転用ガイド」を作成し使用することで，術前計画にそった，正確な骨切りと骨片の回転を実現しうる．

RAO は寛骨臼形成不全股に対して行う骨盤骨切り術の一つで，大腿骨頭に対する被覆を増加させ，症状の緩和及び病期進行の防止を目的とする．手術は(1)腸骨から坐骨にかけて円弧状に骨切りする，(2)恥骨の骨切りを行う，(3) 骨片を外方（かつ場合によっては前方にも）回転して固定する，という主に3つの過程からなり，大腿骨頭に対する被覆を増加する．当科では主に50 歳未満で前関節症・初期変形性股関節症例，球形骨頭で lateral CE 角 10 〜 15° 未満の症例を適応としている．最近，CAOS も導入され，CT-based ナビゲーションシステムを使用した方法[1]や，PST を使用した方法が報告されている．本章では PST を使用した方法について述べる．

略語
RAO：rotational acetabular osteotomy（寛骨臼回転骨切り術）

CAOS：computer aided orthopaedic surgery（コンピュータ支援整形外科手術）

PST：patient specific template（患者個別手術テンプレート）

9.1　骨盤骨切り術における PST

骨盤骨切り術における骨切りガイドとして，長谷川らは偏心性寛骨臼回転骨切り術を行う際に，円弧状に腸骨の骨切りを行う金属のテンプレートを用いて骨切りを行っている[3]．patient specific ではないこのような骨切り用ガイドは，以前からしばしば使用されてきた．

骨盤骨切り術に関する手術支援ガイドについては，手術支援ガイドを 1998 年に初めて報告した Aachen University of Technology の Radermacher の論文で，pedicle screw 刺入や人工膝関節全置換術における手術支援ガイドにならんで，triple pelvic osteotomy における手術支援ガイドが紹介されている[4]．寛骨臼形成不全股を対象とし，術前 CT データを基に術前計画をたて，寛骨臼縁から 14 〜 20 mm のマージンをとって直線の骨切りを予定する．腸骨骨切り用ガイドを作製し，恥骨骨切り用ガイドは作製せず，坐骨骨切り用ガイドも症例によって作製するのみとしている．なお骨片移動の程度を規定するガイドは使用されていない．

9.2　PST を用いた RAO

1. 現状

学会報告レベルでは報告[2]が散見される．報告内容は，腸骨から坐骨にかけての円弧状の骨切りを行う骨切り用ガイドを用いた RAO である．腸骨から坐骨にかけての骨切りを規定する PST に関する報告はあるものの，恥骨

骨切りに関する PST の報告はなく，また骨片の回転に関する手術支援ガイドについての報告は少ない．

2. 手術支援ガイド設置精度と手術精度

臨床例においては，CT-based ナビゲーションシステムを使用して手術を行う際に PST を設置し，PST の良好な設置精度を報告している（図1）[2]．これまで新鮮屍体標本を用いて種々のデザインの手術支援ガイド（図2）の設置精度と，骨片固定後の手術精度について報告しており，以下に述べる．

①手術支援ガイドの作製

骨格形状を基に手術支援ガイドを作製する行程については他の手術支援ガイドと共通である．（1）症例の骨盤及び大腿骨の3次元画像データを取得し実物大骨モデルを作成，（2）術前計画をたて，骨切り線及び骨片回転度合の決定，（3）コンピューターソフト（Mimics など）を用いて骨表面に相対するガイドデザインを作成，（4）造形機にて PST を作製，という各行程が

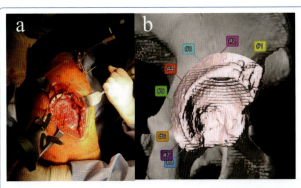
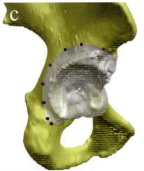

	1	2	3	4	5	6	7	8	Ave.
誤差	0.6	0.2	0.1	1.2	1.0	2.4	2.1	1.5	1.1

図1　RAO 骨切り用手術支援ガイドの設置精度
（a）ガイドを設置（b）CT-based ナビゲーションシステムを使用してガイドの骨切りライン上のポイントを記録（c）術前計画のポイント（赤）と CT-based ナビゲーションシステムにより記録したポイント（青）を比較 8 点での絶対値誤差 1.1 ± 0.7mm であった．

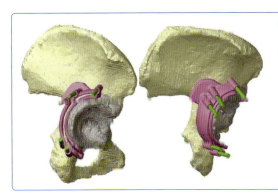

図2　初期の RAO 手術支援ガイド
形状が大きく設置に時間を要し，正確な設置も困難であった．操作性を高めるためコンパクトな形状とした．

必要となる．

②具体的な PST の作製方法

1. 術前に骨盤と両大腿骨の CT 撮像を行い 3D-model を作成し，RAO の術前計画を行う．
   寛骨臼関節面に近似した球を作成し半径に 15mm 加えて骨切り球面を計画し骨切り線を決定する（図3）．

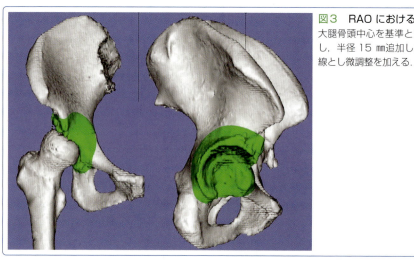

図3 RAO における骨切り計画
大腿骨頭中心を基準とする寛骨臼類似球を作成し，半径 15 mm 追加した球面を基本的に骨切り線とし微調整を加える．

2. 腸骨から坐骨に連続する骨切り線で，骨切り球面に合わせた傾斜を有した骨切り用ガイドをデザインする（図4）．

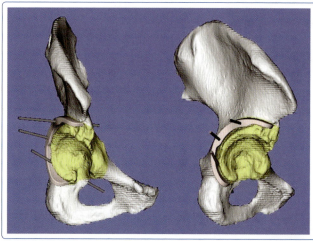

図4 骨切り用ガイドのデザイン
術前計画に合致した骨切り線を規定し，骨切り球に合わせた傾斜をデザインする．

ポイント
設置の際の不安定性を回避するための骨切り用ガイドのデザインのポイントは，手術野との兼ね合いで大きすぎず，かといって小さすぎず，坐骨基部のカーブに合わせて設置しやすくすることである．

3. lateral CE 角が 30 ～ 35°以上になり寛骨臼荷重面が水平化するよう骨片を回転し被覆増加を図る（図5）．
4. 骨切り面で外方・前方へ突出する形状に合わせて外（前）方への距離を目安にする回転用ガイド1（図6）と，回転後に 4 本の K-wire が平行になるようなテンプレートを作成し回転角度を規定する回転用ガイド2（図7）をデザインする．

9. 寛骨臼回転骨切り術

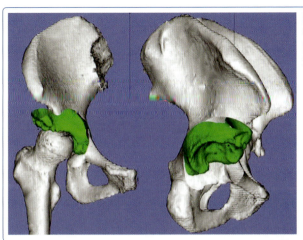

図5 RAOにおける骨片の回転計画
術後lataral CE角が30〜35°以上,寛骨臼荷重面の水平化がえられるように回転する.本例では外方30°のみで前方への回転は加えていない.

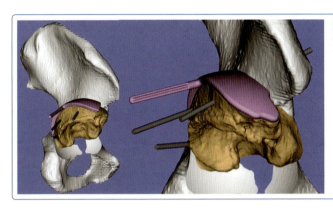

図6 回転用ガイド1のデザイン
骨切り面で外方・前方へ突出する形状に合わせてデザインする.

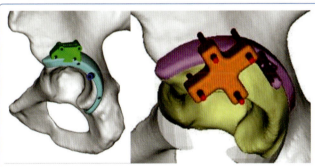

図7 回転用ガイド2のデザイン
骨片回転後に4本のK-wireがすべて平行になるようなテンプレートを作成し回転角度を規定する.

5.造形機にて骨切り用と回転用ガイド1・2を作製する.

③手術支援ガイドの設置精度

　他のPSTと共通していえることであるが,PSTを使用する手術を行う際に重要なことは,ガイドが適合する骨表面を完全に露出し,PSTを設置する際にずれやがたつきなく骨表面と適合しているかどうかを確認することである.これらを確実に行うには,ガイドが適合する骨表面の軟部組織を完全に切除する必要がある.術者がこれらの特徴をよく踏まえたうえでPSTを使用することで,精度向上が得られると考えられる.

どの部位における PST でも骨表面におけるガイド自体の設置精度について，臨床使用例に関して検証された報告はこれまでにはほとんどない．RAO を行う場合，施設や術者によって皮膚切開の方法や長さ，骨切りを行うまでの進入法も様々で多様化している．PST の大きさを含めたデザインや形状によって，ガイドの設置精度は変化する可能性があり，操作性に影響を及ぼす．

我々は新鮮屍体標本を用いて，4 つの直径 2mm の金属球マーカーをとりつけた PST を骨表面に設置し，CT を用いて術前計画と比較して PST の設置精度を検証した．その際の手術アプローチは，後側方アプローチで大転子をいったん切離し，腸骨から坐骨にかけての骨切り面を直視下に連続して露出し，骨切りガイドを坐骨基部に合わせるように設置した．PST の設置精度について，絶対値誤差は内・外転方向で外転平均 2.4 ± 0.8°，屈曲・伸展方向で屈曲平均 3.6 ± 1.7°，回転中心は平均 1.6 ± 0.9mm であった．

④手術支援ガイドの手術精度

PST 使用の手術精度について，PST を用いて骨切り術を行った関節と，ガイドを使用せずに行った関節の術後 CT を撮像し，術前計画と術後の状態を比較して検証した．さらに骨片回転時に，骨切り面で外方・前方へ突出する形状に合わせて外（前）方への距離を目安にする回転用ガイド 1 単独で使用した際と，回転後に 4 本の K-wire が平行になるようなテンプレートを作成し回転角度を規定する回転用ガイド 2 を併用した際（図 8）とを評価した．

PST を使用せずに施行した群の絶対値誤差は，外転 6.2 ± 3.1°，屈曲 7.5 ± 6.4°，回転中心は 4.1 ± 1.3mm であった．これに対し，骨切り面に合わせる回転用ガイド 1 単独使用での結果は外転 4.1 ± 0.5°，屈曲 1.9 ± 1.7°，回転中心は 4.1 ± 0.9mm であった．2 種の回転用ガイドを併用した場合は，外転 1.3 ± 1.3°，屈曲 1.8 ± 1.0°，回転中心は 1.9 ± 1.9mm であった（図 9）．

このように術前計画と術後の比較では PST 非使用群よりも，骨片の外転・屈曲（前方回転）・回転中心について絶対値誤差が小さく，さらに 2 種の回転用ガイドを使用する方が絶対値誤差は小さくなっていた．

おわりに

RAO における PST は，3D プリンター技術の進歩及び医療面への応用として導入されやすいと考えられ，今後の普及が期待される．我々の作製している PST は，骨切り用ガイドと回転用ガイドからなり，回転用ガイドについても，骨切り面の距離と角度を規定する 2 種のガイドを併用することで良好な手術精度が得られる．PST の普及に向けては，医療機器メーカーにとって採算の見合う保険点数収載が望まれるところである．

9. 寛骨臼回転骨切り術

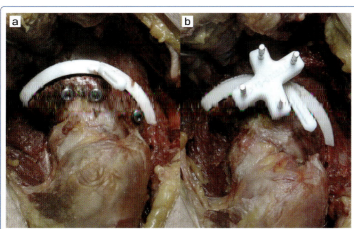

図8 回転用ガイドを使用し骨片を回転
(a) 骨切り面で外方・前方へ突出する形状に合わせて外（前）方への距離を目安にする回転用ガイド1を単独で使用．
(b) 回転用ガイド1と，回内回転後に4本のK wireがすべて平行になるようなテンプレートを作成し回転角度を規定する回転用ガイド2の併用．

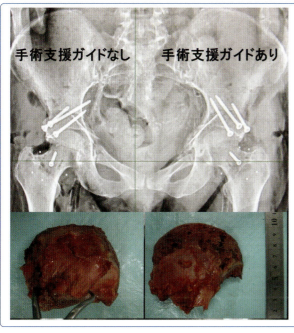

図9 新鮮屍体標本を用いたRAOの術後単純X線写真と骨片
右股関節は手術支援ガイドなし，左は手術支援ガイド使用にてRAOを施行した．骨片は手術支援ガイドを用いた左側でより球形に骨切りできているのが確認できる．

参考文献

1) 菅野伸彦, 他：股関節手術のナビゲーション NEW MOOK 整形外科 13 股関節外科 2003; 277-282.
2) 坂井孝司, 他：寛骨臼回転骨切り術における patient specific surgical guide の設置精度 Hip Joint 2014; 40: 792-794.
3) 長谷川幸治．偏心性寛骨臼回転骨切り術．糸満盛憲編，股関節骨切り術のすべて MEDICAL VIEW 社 2013; 47-53.
4) Radermacher K, et al : Computer assisted orthopaedic surgery with image based individual templates. Clin Orthop Relat Res 1998; 354: 28-38.

（坂井 孝司）

10　寛骨臼回転移動術

　寛骨臼形成不全股に対する手術方法として，内藤らが開発したCPOがある[1]．本術式は，骨盤内側からアプローチするため，直視下に骨切り可能な部位が腸骨内板の寛骨臼上部・恥骨に限られ，重要なquadrilateral surfaceは非直視下の骨切りとなる．一方我々は，3次元術前計画ソフトを用いて，骨切り線の術前計画をしている．そこで，直視下に骨切り可能な部位を術前計画通りに骨切りするために，術中支援としてPSTを3Dプリンターで作成し手術を行ってきた．その方法と実際の使用経験について報告する．

略語
CPO：curved periacetabular osteotomy
（寛骨臼回転移動術）

PST：patient specific template
（患者個別手術テンプレート）

10.1　CPOの術前計画

　骨盤から脛骨近位まで1 mmスライスで撮影したCT DICOMデータとZed Osteotomy（LEXI社，東京）を用いて，以下の手順で術前計画を行う．

1.　参照点

① 骨盤座標系 APP（図1）

　両ASISと恥骨結合の3点を参照点とした平面とし，恥骨結合を原点とした座標系．両ASISを通る線に平行な方向をX軸，APP上でX軸に垂直な方向をZ軸，APPに垂直な方向をY軸としている．

略語
APP：anterior pelvic plane

ASIS：anterior supeior iliac spine
（上前腸骨棘）

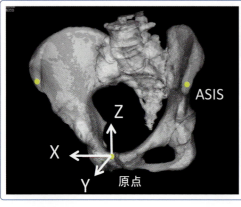

図1　骨盤座標系
両ASISと恥骨結合の3点を通る平面で恥骨結合を原点とする．

② 大腿骨座標系（図2）

　両上顆の中点を原点とし，両上顆と骨頭中心を通る平面を基準面とした座標系．骨頭中点と両上顆の中点を通る線の方向をZ軸，基準面上でZ軸に垂直な方向をX軸，**基準面に垂直な方向をY軸としている**．

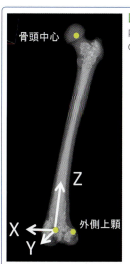

図2　大腿骨座標系
内側上顆と外側上顆を結んだ線の中点を原点とする座標系

③ 骨頭被覆（図3）

APPを基準にした骨頭被覆を評価するため，骨頭中心を通りAPPに平行な平面上で，寛骨臼外側縁を参照点とした外側被覆を示すLCE角を，また骨頭中心を通りAPPに垂直な矢状面の平面上で，寛骨臼前方・後方を参照点とした前方被覆を示すACE角と後方被覆を示すPCE角を評価．

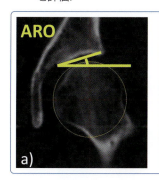
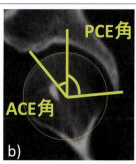

図3　骨頭被覆
a) 冠状面荷重部傾斜を表すARO　b) 矢状面前方被覆であるACE角，後方被覆であるPCE角

2．骨切り線の決定

① Supraacetabular portion と quadrilateral surface

50 mmの球を骨切り球とし，デフォルトでは骨頭中心より近位10 mm，内側5 mmの位置に骨切り球中心が来るように設定されている（図4）．骨切り線は，後柱を10 mm以上残し，infracotyloid notchより遠位を通り，骨頭中心より近位か近位内側に骨切り球中心が来るように骨切り球を動かして決定する（図5）．また，寛骨臼上部は，回転骨片の厚みが薄くならないように気を付ける．その際，球の大きさは自由に変更可能であるが，我々は，ノミの大きさが50 mmのものを使用しているため，すべて50 mmの骨切り球で計画している．

用語
quadrilateral surface
弓状線により後方で腸骨体と坐骨体の表面．

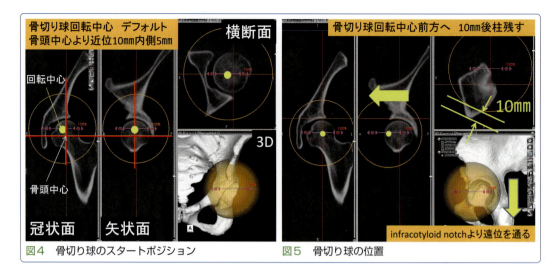

図4　骨切り球のスタートポジション　　図5　骨切り球の位置

②恥骨

　恥骨に対し垂直に，腸恥隆起の内側でかつ前方から後内側へ向かうように骨切り線を作成する．

③坐骨

　関節内に入らないようにInfracotyloid notchを通り，また近位に切り上げるように骨切り線を決定する．

　すべての骨切り線が決定するとZed Osteotomyの3D骨盤モデル上でも骨切り線が表され，回転骨片の色を変えると明瞭となる．さらに3D骨盤モデル内でPSTをその3D骨盤骨切り部に重ね合わせると，後述する術中操作でのイメージとしてつきやすい（図6, 7）．

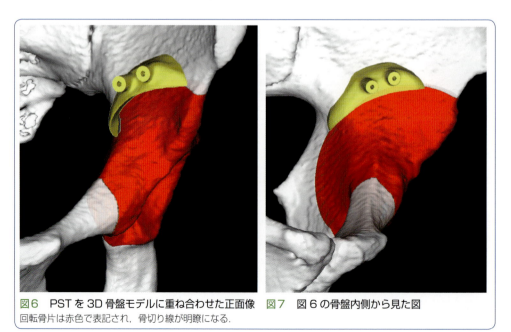

図6　PSTを3D骨盤モデルに重ね合わせた正面像　　図7　図6の骨盤内側から見た図
回転骨片は赤色で表記され，骨切り線が明瞭になる．

10.2 骨片の回転移動

回転骨片は外転・内転，屈曲・伸展・外旋・内旋の6自由度で方向を決定できる．基本方針は冠状面においてAROが0°となるように外転させる．その後，矢状面での被覆ACEとPCEの比が約1：2となるように屈曲もしくは伸展するように回転させて決定する（図8）．症例がTönnis分類Ⅱ以上で関節裂隙の狭小化がみられている場合，寛骨臼外側の軟骨は変性していると考え，AROは－5度を目標にする．回転後の骨頭被覆も同様に，骨頭中心を通るスライスにおけるLCE・ACE・PCEで評価する（図9）．

> 略語
> ARO：acetabular roof obliquity

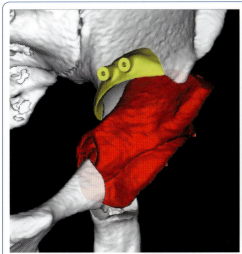

図8　回転角度決定後，3D骨盤モデル

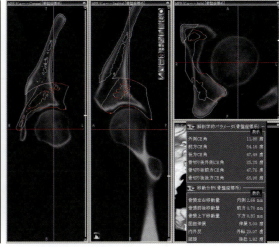

図9　回転後 MPR 像
術前・術後のLCE・ACE・PCEが表記される．

10.3　3D骨盤モデルと手術支援ガイド

骨切りした回転骨片の入った骨盤STLデータをLEXI社に送付し，3D骨盤モデルとともにPSTを作成する（図10）．PSTは滅菌可能な樹脂で作成され，下前腸骨棘からquadrilateral surfaceまでの骨切り線が再現できるような大きさである．改良後の最新版は，腸骨内板にK-wireで仮固定できるように2つのホールが骨切り線より近位に作成してある．実物大の3D骨盤モデルは本物のノミを使用し，非直視下の骨切り部位やノミの侵入角度・深さを術前にシミュレーションできる利点がある．

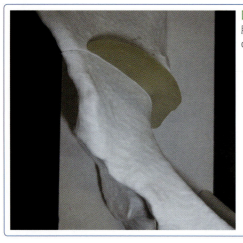

図10 3D骨盤モデルとPST
腸骨のsupraacetabular portionとquadrilateral surfaceに接触するように作成

10.4 術中使用方法

内藤らの手術方法に従い骨盤内側を展開し，坐骨・恥骨を骨切り後，PSTを術前計画の位置に設置し1.5 mm K-wireで固定し，透視下に位置を確認する．PSTはquadrilateral surfaceにも接触するように作成してあるので骨表面に合わせやすく，簡単に位置を確認できる．その後，PSTに沿って腸骨内板に骨切り線を描く．その後power drillを用いて骨切り線に沿って骨皮質を削り，骨切り線と弓状線との交点からノミを用いて骨切りを開始する（図11）．

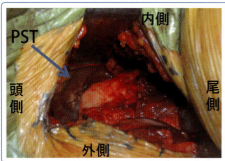

図11 術中，PSTを腸骨内板に設置
K-wire固定用の穴がない旧タイプのもの

10.5 症例供覧

38歳女性 右寛骨臼形成不全

術前X線（図12）ではCE角10°であった．図13のような3次元術前計画に基づきPSTを作成しCPO施行．術直後X線ではCE角38°に改善した．術後CTとZedOsteotomyを用いて再度3D骨モデルを作成し，50mm球を

10. 寛骨臼回転移動術

再現したが，ほぼ計画通りの骨切り線が再現されている（図14）．

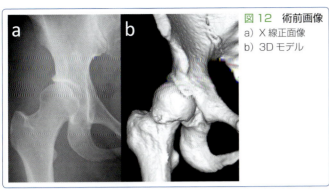

図12　術前画像
a）X線正面像
b）3Dモデル

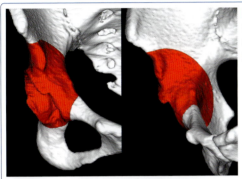

図13　術前計画
3D骨盤モデル
a）正面像
b）内側

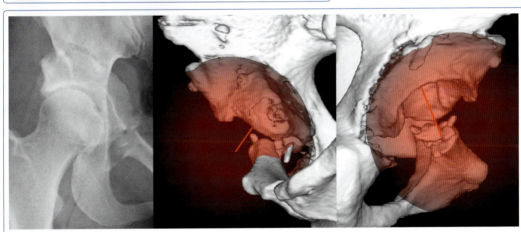

図14　術後
a）術直後X線
b）術後3D骨盤モデル内側/術後3D骨盤モデルに50mmの骨切り球を重ね合わせたもの
c）術後3D骨盤モデル外側

まとめ

　CPO における術中支援としての PST は，直視下に見える部位の骨切りを確実に行うためには有用な手段と考える．しかしながら，骨切りの大部分が非直視下であるため，今後さらに発展した PST の改良と開発が必要である．

文献

1）Naito M,Shiramizu K, Akiyoshi Y, et al: Curved periacetabular osteotomy for treatment of dysplastic hip. Clin Orthop Relate Res. 2005;330:279-285.

〔宮坂　大〕

11 大腿骨頭回転骨切り術

対象と術前計画

> **ポイント**
> ・正確な病巣の把握と適切な術前シミュレーション.
> ・PST を正確に設置しイメージで確認して骨切りを行う.

RO は ON に対する，関節温存手術として優れた手術であるがその適応の決定と術前計画に難渋する上，手技が煩雑で，術中の骨切り面の設定に時間がかかり，術前計画と術後 X 線像の差異にしばしば遭遇する．近年 PST を用いた術中支援が徐々に広まりを見せており[1]，我々は人工股関節，膝関節において臨床応用を行ってきた．そこで 3 次元画像による術前計画により適応を決め，適応がある場合には最適な骨切り角度を設定し，それを術中再現するために PST を作成し，RO に対し使用したので報告する．

> **略語**
> RO：rotational osteotomy
> of femoral head
> （大腿骨頭回転骨切り術）
>
> ON：osteonecrosis of
> femoral head
> （大腿骨頭壊死）
>
> PST：patient specific
> template

11.1　対象と術前計画

対象は男性 3 例，女性 1 例，平均年齢 32 歳（17 ～ 44），特発性 ON 2 例，外傷性 ON 1 例である．術前病期は 1 例が 3A，3 例が 3B，病型は C1 が 2 例，C2 が 2 例であった（**表 1**）．術前 CT に対しレンダリングソフト（Mimics）を用い壊死範囲を決定．CAD ソフト（Magics）にて荷重領域における壊死部分のマッピングを行った（**図 1**）．マッピング画像，関節動態撮影，3DMRI などを総合的に判断し，術前計画を行った．本研究では，(1) 頚体角は内外反中間位での ARO 90°と，(2) 頚体角中間位での PRO 135°，(3) 内反 10°を加えた PRO135°，(4) 内反 20°を加えた PRO135°の 4 つのシミュレーションをおこない，TypeA もしくは TypeB となるものから術者が最も適切と思われるものを採用した（**図 2**）．術前シミュレーションの結果を示す（**表 2**）．この結果より，症例 1 では後方回転 135°で内外反中間位で，症例 2 では前方回転 90°で内外反中間位，症例 3 では後方 135°のみでは病型が C1 であり内反を 20°加えることにより病型 B なるため，135°後方回転に加えて 20°内反で手術を行うこととした．症例 4 では前方回転 90°の予定とした．

> **略語**
> ARO：anterior rotational
> osteotomy
> （前方回転骨切り）
>
> PRO：posterior
> rotational osteotomy
> （後方回転骨切り）

表 1　患者の demographic data

	年齢・性	因子	病期	病型	施行手術
症例 1	39 才	アルコール	3B	C2	PRO135°
症例 2	44 才	外傷性	3B	C2	ARO90°
症例 3	17 才	ステロイド	3A	C1	PRO135°＋内反 20°
症例 4	17 才	ステロイド	3B	C1	ARO90°

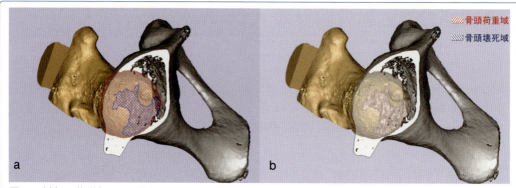

図1 症例2の荷重域における術前とシミュレーションの壊死部分の面積比・分布域
(a) 術前 TypeC1
(b) ARO90 によるシミュレーション

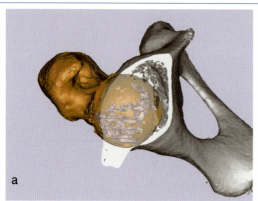
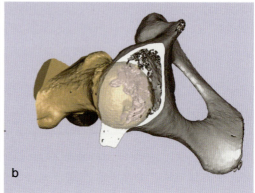
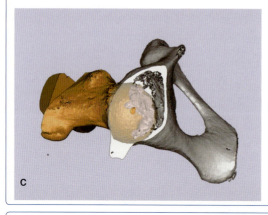

図2 症例3の荷重域における術前とシミュレーションの壊死部分の面積比・分布域
(a) 術前 Type C2 であった
(b) 内外反位中間位（10°）では Type C1
(c) 内反を20°を加えると Type B

表2 術前シミュレーションの結果

	術前		ARO90		PRO135		PRO135 + V10		PRO135 + V20	
	Type	壊死面積(%)	Type	壊死面積(%)	Type	壊死面積(%)	Type	壊死面積(%)	Type	壊死面積(%)
症例1	C2	40.2	A	23.4	B	32.4				
症例2	C1	30.4	A	22.3	A	15.3				
症例3	C2	46.8	C1	36.5	C1	39.8	C1	36.4	B	34.2
症例4	C1	69.9	A	24.5	C1	38.2				

V：内反角度

11.2　PSTを使ったROの手順

1. このデータをもとに骨切り面へ2本のK-wireを刺入する為のPSTを作成し術中使用した（図3）.

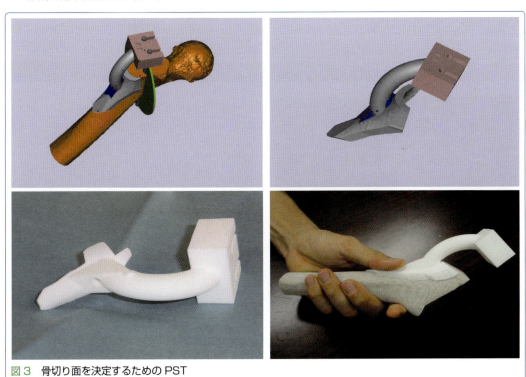

図3　骨切り面を決定するためのPST
PSTは大腿骨側面に設置.

2. 術中はまず，大転子切離を行い，関節包の全周性の切離をした後に，PSTを大腿骨外側面に設置した（図4）.

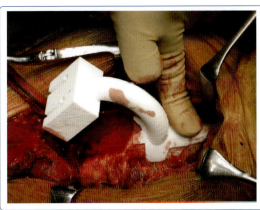

図4　PSTを設置
大転子切離後，関節包を全周性に切離した後，骨切り面を既定するために大腿骨外側にPSTを設置.

3. K-wireをPSTガイドに従い，2本刺入した（図5）.

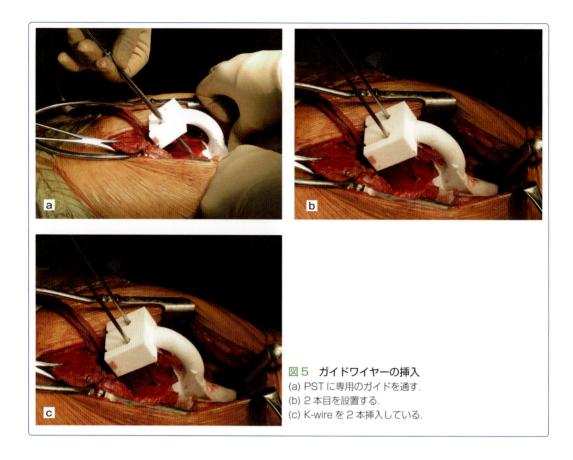

図5 ガイドワイヤーの挿入
(a) PST に専用のガイドを通す.
(b) 2 本目を設置する.
(c) K-wire を 2 本挿入している.

4. 確認のためイメージを使用し，K-wire が適切な位置にあることを確認した（図6）.

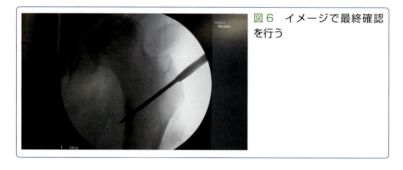

図6 イメージで最終確認を行う

11.3 術後評価

RST は転子部にしっかりと安定して設置可能であり、K-wire を 2 本挿入し骨切りを行った。術中大きなトラブルはなく手術時間は平均 3 時間 10 分、平均出血量は 152g で、病型は全例 TypeA・B に改善していた。骨頭荷重面に対する壊死範囲の占める面積比は術前平均 46.8% であったものが、術後 28.9% に改善していた（表 3）。術前計画と術後測定値の差は、X 線像上の計測で正面平均 2°± 0.8、側面 1.8°± 0.6 であった。

術後レントゲンでは、全例 TypeA あるいは B に病型の改善を認めた（図 7, 8, 9, 10）。

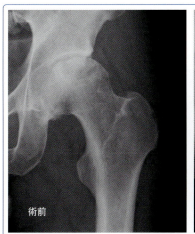
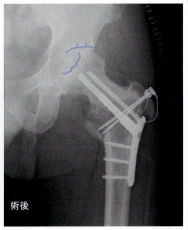

図 7 症例 1
術前 Type C2 Stage 3B であったが、術後 TypeB に改善している。

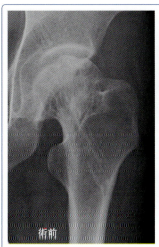
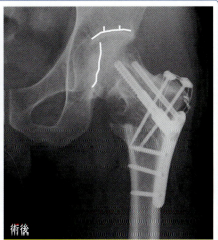

図 8 症例 2
術前 Type C1 Stage 3B であったが、術後 TypeA に改善している。

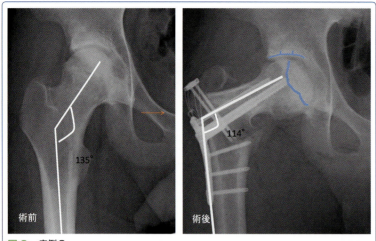

図9 症例3
術前 Type C2 Stage 3B であったが，20°内反を伴う，PRO135°施行し，術後 TypeA に改善している．

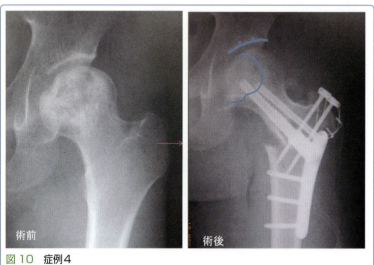

図10 症例4
Type C1 Stage 3B であったが，ARO90 を施行し，術後 TypeB に改善している．

　術後X線正側面2方向およびCTデータを用いて遠位骨片をシミュレーションのものと術後CTの重ね合わせをおこない，本システムの精度を確認した．（図11）また術前術後における骨頭荷重面に対する壊死範囲の占める面積比（壊死占拠率）を百分率にて算出した．

表3　術前術後における骨頭荷重面に対する壊死範囲の占める面積比（壊死占拠率）

症例	術前 Type	壊死面積%	術後 Type	壊死面積%
1	C2	40.2	B	36.3
2	C1	30.4	A	12.5
3	C2	46.8	B	43.9
4	C1	69.9	B	22.9
計		46.8		28.9

11. 大腿骨頭回転骨切り術

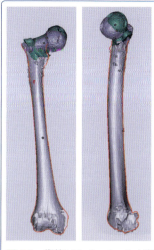

■ 術後のCT画像
■ シミュレーション（術前計画）

図11 術前シミュレーションと術後CT
術前シミュレーション（緑）と術後CT（紫）の表面形状を合わせ込むことで，骨頭中心位置や，頚体角，前捻角，骨片の回転角度についての本法の精度評価を行った．

　また3次元的精度評価では，回転角度は症例3では，回転角度は135°の計画であったが，実際には110°しか回転していなかったが，後の症例では，ほぼ計画通りの回転角度が得られていた．骨頭中心は計画よりも色々な方向に1.8mmから最大9.6mmのずれが見られた．頚体角の誤差は症例1より3で4～5°の内反であったが，症例4では逆に5.9°の外反であった．また前捻角は症例1で3.3°後捻，症例2で1.2°前捻，症例3で20.3°前捻，症例4で9.5°前捻であった（表4）．

表4　3次元的精度評価

	骨片回転角度		骨頭中心移動 (mm)			頚体角（°）			前捻角誤差（°）
	計画	術後	内外	上下	前後	計画	術後	誤差	
症例1	135	133.5	1.8 内方	2.0 下方	2.3 後方	130.3	125.5	-4.8	3.3
症例2	90	97	3.6 外方	6.4 下方	1.8 後方	124.4	120	-4.4	1.2
症例3	135	110	2.1 外方	9.6 下方	9.0 前方	111.7	106.7	-5	20.3
症例4	90	94	4.5 外方	3.4 上方	5.9 前方	129.1	135	5.9	9.5

注：術前計画CTと術後CTをマッチングさせて，本法の精度検証を行った．

考察

　従来法では，骨切り面の設定とその術後X線像の出来不出来は術者の経験と手術センスに大きく依存し，本術式が一般化しない大きな要因であると思われる．今回，正確な術前計画と術中の再現が可能となることがわかった．前捻角が症例3にて20°前捻と大きく術前計画との差がみられたが，その原因として，骨片の回転角度が術前の135°に対して110°と回転不足であることが術後計測で判明しており，そのことが理由ではないかと思われる．本術中支援システムはRIOを行うための非常に有用なツールになりえるが，現状では骨切り面に関しての術中支援のみで，回転や位置については従来法で行って

ポイント
術前計画と術中の再現を近づけるためには，実物大骨モデルを使ったシミュレーションなどが有望である．

おり，これらについては回転角度の充足を判定する PST の追加などさらな
る検討が必要と思われる．術前シミュレーションと術後 CT の遠位骨片を
3次元的にマッチングすることにより，従来評価の難しかった，3次元的頚
体角，前捻角に加えて，骨頭中心位置，骨片の回転角度，術前術後の壊死範
囲の変化などが可能になり，今後，大腿骨頭壊死に対する骨頭回転骨切り術
の成績にあたえるより詳細な因子の検討に応用できる可能性があると思われ
た．

結論

　本術中支援システムは大腿骨頭壊死に対する骨頭回転骨切り術を行う際，
正確な骨切り面の設定に非常に有用であると思われた．

参考文献

1)　Hafez MA., et al : Computer-assisted Total Knee Arthroplasty Using PatientspecificTemplating Clin Orthop Relat
　　Res 2006;444:184-192.

（岩城　啓好）

12 大腿骨矯正骨切り術併用 THA

はじめに

　THA 対象症例の中には，過去の手術や外傷などにより著しく大腿骨が変形し，ステム挿入不可能なものがある．通常は股関節単純 X 線で計画を立て，術中に骨切りをしてトライアルをするが，計画通りに遂行することは困難である．術前計画ソフトを用いると更に詳細な立案ができるが，これを術中に反映することができなければ，結果は同様である．今回我々は Schanz 大腿骨骨切り術後の変形性股関節症に対し，3D 術前計画ソフト ZedHip（Lexi）を用いて再置換用セメントレスステムを用いた矯正骨切り併用 THA を計画し，PST を用いて手術に利用した症例を経験した（図 1, 2）．PST を使用した矯正骨切りに関する報告は前腕骨の変形に関するものがわが国より報告されているが[1,2]，大腿骨に関しては渉猟しうる限り存在しない．アライメント異常を矯正するだけでなく，矯正後の大腿骨にステムを挿入する必要があるが，ZedHip を用いることでテンプレーティングが可能であった．

略語

THA：total hip arthroplasty
（人工股関節全置換術）

PST：patient specific template
（患者個別手術テンプレート，症例固有手術支援ガイド）

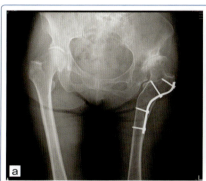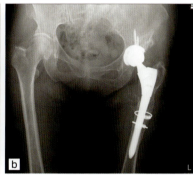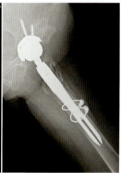

図 1　股関節単純 X 線
(a) 術前．高度な外反変形症例（プレートは髄内に一部埋入されている）．
(b) 術後 1 年．骨切り部は骨癒合している．

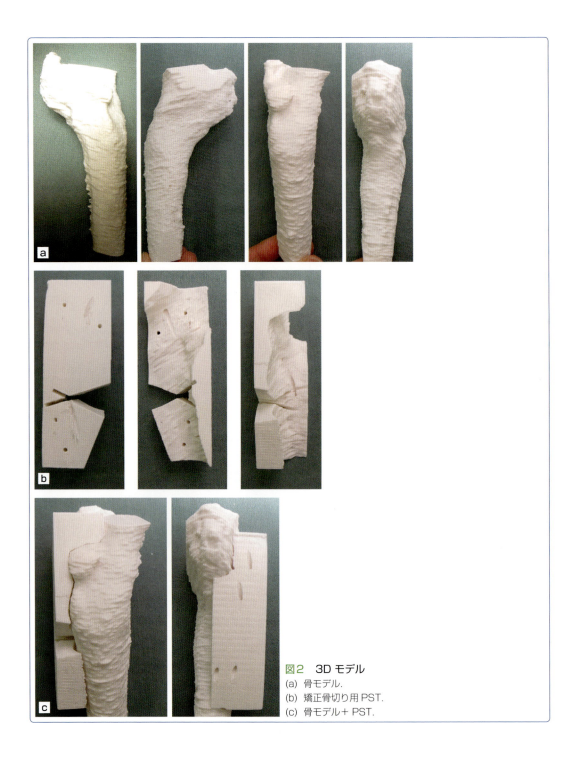

図2 3D モデル
(a) 骨モデル.
(b) 矯正骨切り用 PST.
(c) 骨モデル＋ PST.

12.1 大腿骨矯正骨切り用 PST の作成

1. Magics19（マテリアライズジャパン）上での操作

1. 反対側（変形のない健側）のミラーイメージを取り込み，近位骨軸に平行なボックスを作成する（図3）．このボックスは変形大腿骨矯正時のガイドとなる．
2. 患側大腿骨を取り込む（図4）．

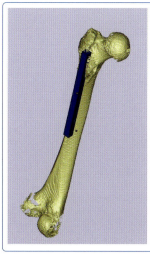

図3　健側大腿骨のミラーイメージ
長軸を近位骨軸と平行にしたボックスを設置する．

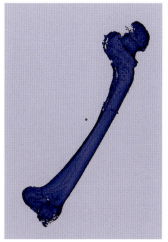

図4　患側大腿骨

3. 患側大腿骨の近位部と遠位部にそれぞれ図3で作成したミラーイメージを当てはめる（図5）．

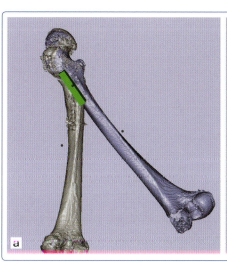
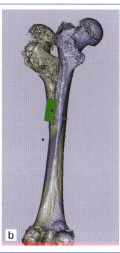

図5　大腿骨のマッチング
(a) 近位部．
(b) 遠位部．座標系が変わると後にZedHipに取り込みする際に操作が煩雑になるため，患側大腿骨は移動・回転させない．

4. 骨切りレベルを決定する．断面を参考にしつつ最も骨切り量が少なくなる部位を選択し，骨切り面を示す平面を作成する（図6, 7, 8）．

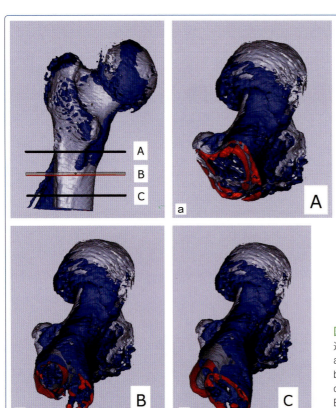

図6 近位骨切りレベルの決定
近位大腿骨骨切りレベル
a) (A) レベルの断面
b) (B) レベルの断面
c) (C) レベルの断面
Bより遠位では髄腔のずれを生じるため，Bが骨切りに最適と判断．

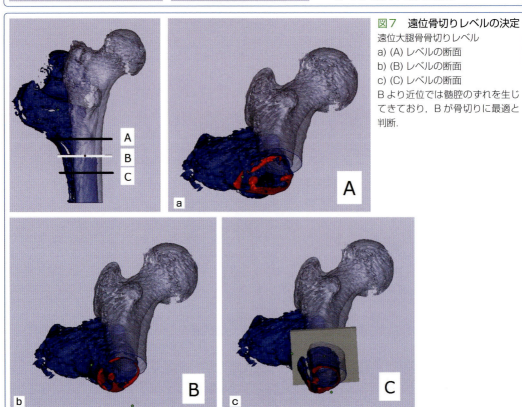

図7 遠位骨切りレベルの決定
遠位大腿骨骨切りレベル
a) (A) レベルの断面
b) (B) レベルの断面
c) (C) レベルの断面
Bより近位では髄腔のずれを生じてきており，Bが骨切りに最適と判断．

12. 大腿骨矯正骨切り術併用 THA

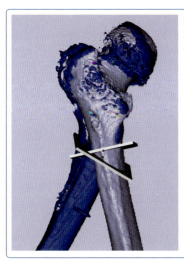

図8 骨切り平面の作成
スリット作成のため，2mm 厚の平面を作成．

5. PST の原型となるボックスを作成し，骨切り平面をブーリアンで除去する（図9, 10）．

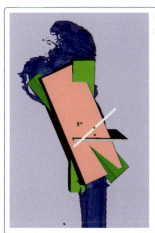

図9 PST 原型
術中操作がやりやすい部位にボックスを作成する．

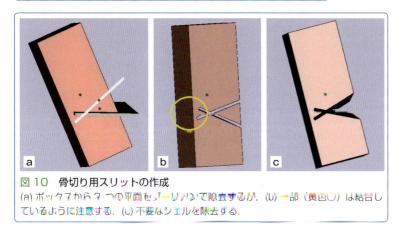

図10 骨切り用スリットの作成
(a) ボックスから2つの平面をブーリアンで除去するが，(b) 一部（黄色○）は結合しているように注意する．(c) 不要なシェルを除去する．

6. 矯正ガイドとなる K wire 孔を作成すると，PST が完成する（図11, 12）．

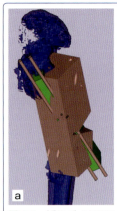 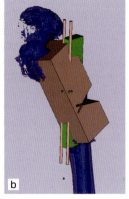 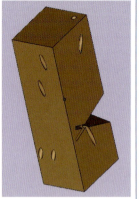

図11 矯正ガイド用スリットの作成　　図12　PST 完成形
(a) 近位骨片の近位骨軸を示す K-wire 孔.
(b) 遠位骨片の近位骨軸を示す K-wire 孔を，直径 3mm
の円柱をブーリアンで除去する - ことでそれぞれ作成する.

7．PST のカット平面に沿って大腿骨をカットし，矯正する（図13）.

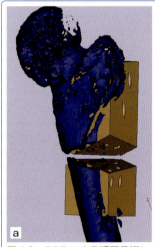 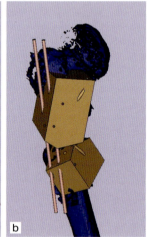 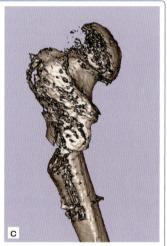

図13　PST による矯正骨切り
(a) 骨切り用スリットに沿って PST と大腿骨をカットし，(b) 矯正ガイド用スリットが一直線になるように近位骨片を回転・移動させる. (c) 矯正後大腿骨.

12.2　3D テンプレーティング

1. 1-7) で作成した矯正後大腿骨々 ZedHip に取り込み，任意のステムでテンプレーティングを行う（図14）．

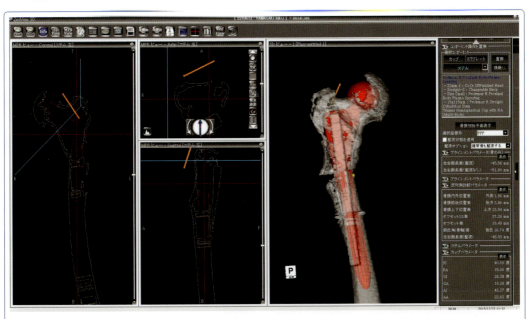

図 14　3D テンプレーティング
ZedHip に矯正した大腿骨モデルを取り込み，境界線を表示させることで，ほぼ通常通りテンプレーティングが可能．

12.3　矯正骨切り用 PST の術中操作

1. 大腿骨の展開（図 15）．

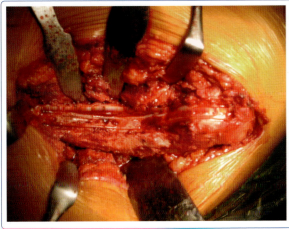

図 15　大腿骨の展開
プレート摘出後

2. PST を設置し，骨切りする（図 16）．

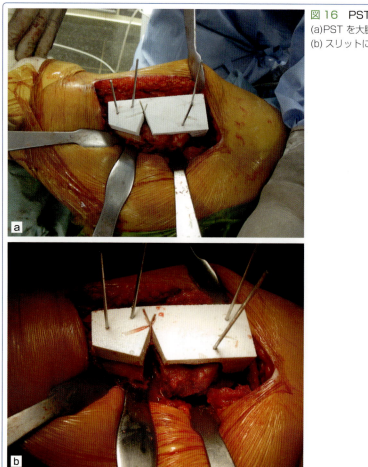

図 16　PST による骨切り
(a)PST を大腿骨に K-wire で固定．
(b) スリットに沿って骨切りをする．

3. K-wire を PST に通して整復し，骨切り断端に対応個所をマーキングする（図 17）．

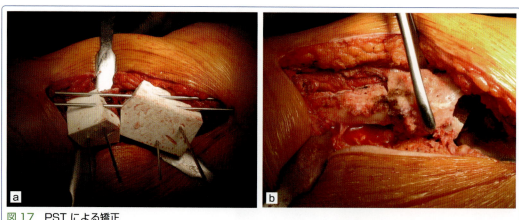

図 17　PST による矯正
(a)PST を設置したまま大腿骨を移動させる．近位・遠位の矯正用スリットが一直線になると矯正完了．
(b) 骨切り断端にマーキングする．

4．ラスピングの後，インプラント設置（図18）．

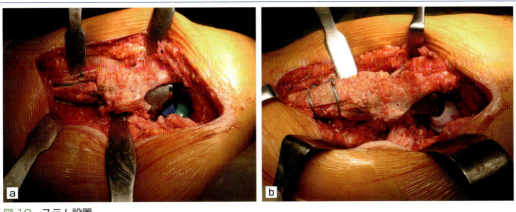

図18　ステム設置
(a) ステム設置．
(b) プレート摘出時に生じた骨欠損部に自家腓骨を移植し，巻きワイヤーで固定した．

おわりに

　本症例のように高度に大腿骨が変形した患者では目視でそのアライメント矯正を行うことは困難である．PSTを用いたことで正確な骨切りが単回で施行可能であり，また矯正済みの大腿骨に3Dテンプレーティングすることでステムの選択もあらかじめ可能で，術前計画通りの手術が遂行できることはもとより，手術時間の短縮，出血量の減少，感染リスクの低下などメリットは大きいと考える．

〈北田　誠〉

13 人工股関節再置換術臼蓋再建における手術シミュレーション

> **ポイント**
> ・骨欠損部を埋める移植骨の形状をシミュレートするのは，粘土を用いると簡単で何度も繰り返し出来るので便利である.
> ・骨欠損のサイズを評価するときは，骨モデルで骨盤全体をみて KT プレートを適切なアライメントにおいた状態でプレートとのギャップを評価する.

　我々は人工股関節再置換術において，臼蓋に高度な骨欠損を伴う症例では KT プレートを用いて再建を行っている[1,2]. KT プレート用いる場合は，荷重部に強度のあるブロック状の同種骨を移植することが重要であり，チップ状の骨移植では長期にわたる良好な成績は期待しがたい[3,4]. しかし，術中に骨欠損の状態に応じて同種骨の容積や形状を適切にトリミングして欠損部を補填し，適切なアライメントで KT プレートを設置するのは容易ではなく煩雑となりがちである.

　そこで我々は 3D プリンターを用いて実物大骨モデルを作成し，術前のプランニング，手術のシミュレーションに利用している. 使用している 3D プリンターは FDM 方式で，CT の CAD データから実物大骨モデルを作成，骨欠損部に移植するブロック状の同種骨のサイズや形状などのシミュレーションに用いている. 実際の症例を提示しながら具体的な方法について紹介する.

> **略語**
> FDM : fused deposition modering
> （熱溶解積層方式）

13.1　実物大骨モデル作成のために準備するもの

CT データ
　作成したい部位を含むオリジナルの水平断の CT 画像（ファイルフォーマットは DICOM で，スライス間隔は 1 mm 以下が望ましい）.

> **関連**
> Zed View（Zed Hip）の使い方は 6 章を参照

3 次元再構築ソフトウェア
　2 次元スライス画像から 3 次元可視化を行うソフトウェア. 造形に必要な部分のみのデータを抽出する（現在我々は LEXI 社製 Zed View を使用）.

3D プリンター
　3D の CAD データを元に，立体（3 次元モデル）を造形する機器. 粉末造形方式や FDM 方式のものがある. 現在我々は Stratasys 社製 Dimension Elite を使用している. モデリング材料として ABS 樹脂，またサポート材や洗浄剤などが必要. 専用のカートリッジが販売されている.

> **略語**
> ABS 樹脂 : acrylonitrile butadiene styrene

13.2 症例

症例1：左人工骨頭挿入術後6年の遅発性感染例

52歳 男性

1. インプラント全抜去し，二期的再置換を計画した（図1）．

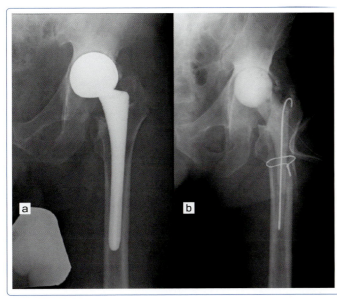

図1 術前単純X線写真
(a) 人工骨頭は骨溶解により中枢側へmigrationしている．
(b) インプラント全抜去し，抗生剤含有セメントスペーサーを留置．

2. 術前のCTでは，臼蓋荷重部に大きな骨欠損を認める（図2）．

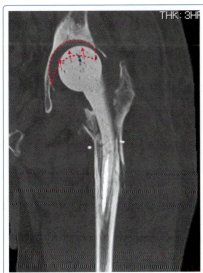

図2 術前CT冠状断
腸骨荷重部の高度な骨欠損（矢印）を認める．

3. CTデータをZed Viewにて3次元可視化,3Dプリンターにて骨欠損モデルを作成し,実物大骨モデルを用いて実際に移植する同種骨のサイズや形状を評価した(**図3**).

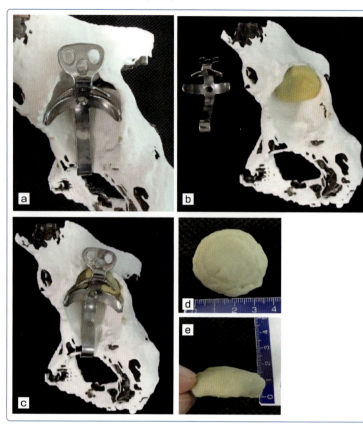

図3 実物大骨欠損モデルによる手術のシミュレーション
(a) KTプレートをモデル骨にあてて,荷重部母床骨とのギャップを評価.
(b,c) 粘土で骨欠損部を補填しKTプレートを設置してみる.
(d,e) ギャップに移植する同種骨のサイズや形状を検討しておく.

4. 同種大腿骨頭を術前イメージした形状,厚みに加工して荷重部の骨欠損に移植し,KTプレートを用いて再建した(**図4,5**).

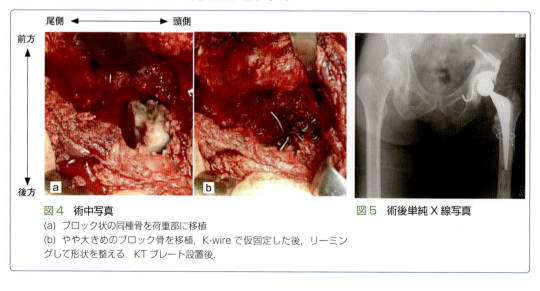

図4 術中写真
(a) ブロック状の同種骨を荷重部に移植
(b) やや大きめのブロック骨を移植,K-wireで仮固定した後,リーミングして形状を整える.KTプレート設置後.

図5 術後単純X線写真

症例2：左人工骨頭挿入術後8年の遅発性感染例

70歳 女性

1. 人工骨頭が中枢側に migration し，荷重部に骨欠損を生じている．インプラントを全抜去しセメントスペーサーを挿入（図6），二期的再置換を行った．

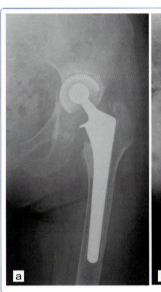
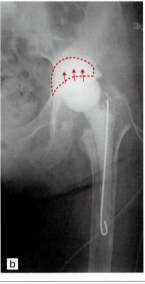

図6　術前単純X線写真
(a) 人工骨頭は中枢側へ migration している．
(b) インプラント全抜去し，抗生剤含有セメントスペーサーを留置．腸骨荷重部に高度な骨欠損（矢印）を認める．

2. 術前CTでは荷重部腸骨の骨欠損を認める（図7）．

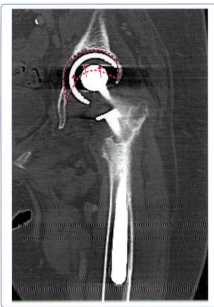

図7　術前CT冠状断
腸骨荷重部に骨欠損（矢印）を認める．

3. CTデータを元に3Dプリンターにて作成した実物大の骨欠損モデルに使用予定のKTプレートをあてて移植する同種骨のサイズや形状を評価した（図8）.

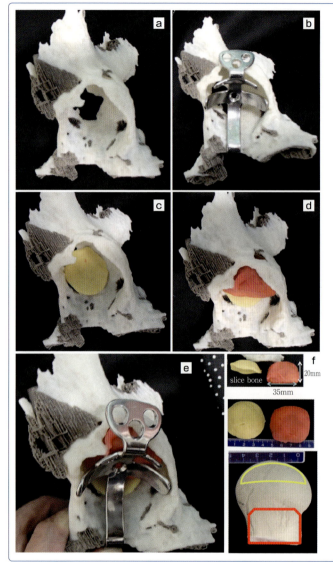

図8 実物大骨欠損モデルによる手術のシミュレーション
(a) 臼底に骨欠損を認める.
(b) KTプレートをモデル骨にあてて母床骨とのギャップを評価.
(c,d) 粘土で臼底と荷重部の欠損部を補填する.
(e) KTプレートを設置してみる.
(f) ギャップに移植する同種骨のサイズや形状を検討しておく.

4. 臼底の欠損部にスライスした大腿骨頭の軟骨下骨を，荷重部に大腿骨頸部同種を移植する予定とした.

5. 大腿骨頭を術前イメージした形状，厚みに加工して荷重部の骨欠損に移植し，さらに余った間隙にはチップ骨を移植し，KTプレートを用いて再建した（図9，10）.

13. 人工股関節再置換術臼蓋再建における手術シミュレーション

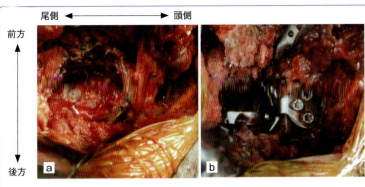

図9 術中写真
(a) 臼底から荷重部に骨欠損を認める.
(b) シミュレーションのイメージに合わせてブロック状の同種骨を臼底と荷重部に移植, KTプレート設置した.

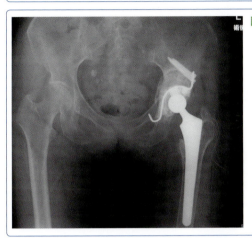

図10 術後単純X線写真

症例3：人工股関節全置換術後2年の感染例

74歳 女性

1. 創部からの大量の排膿を認め，カップの骨盤腔内への陥入，骨頭の脱臼を認めた．インプラント抜去し，抗生剤含有セメントスペーサーを留置，二期的再置換を計画した（図11）.

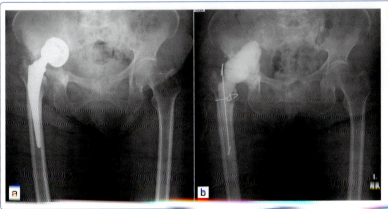

図11 術前単純X線写真
(a) 臼蓋の骨破壊は著明で，カップの骨盤突出を認める.
(b) インプラント全抜去し，抗生剤含有セメントスペーサー留置.

2. 術前CTでは，カップは完全に骨盤腔内に迷入．寛骨臼前柱の高度骨欠損あり，後柱も連続性なくpelvic discontinuityの状態であった（図12，13）．

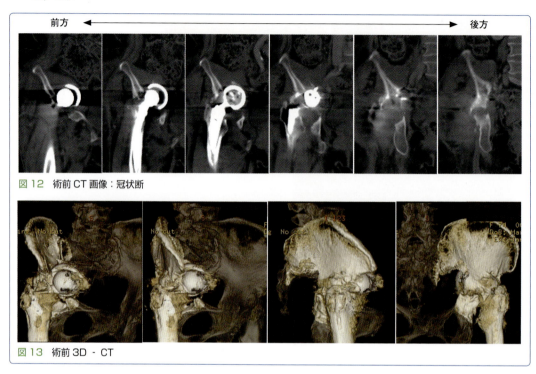

図12 術前CT画像：冠状断

図13 術前3D・CT

3. 3Dプリンターにて実物大骨モデルを作成し，手術のシミュレーションに用いた．骨欠損部にPLLAのメッシュをしいて，臼底とKTプレートのパレット部分に骨移植．移植骨のサイズと形状を，粘土を用いてシミュレーションした（図14）．

略語
PLLA=Poly-L-Lactide-Acid

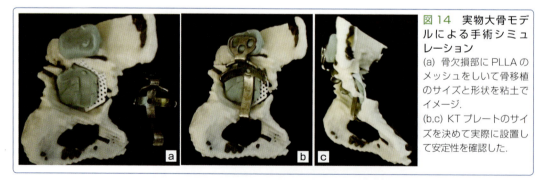

図14 実物大骨モデルによる手術シミュレーション
(a) 骨欠損部にPLLAのメッシュをしいて骨移植のサイズと形状を粘土でイメージ．
(b,c) KTプレートのサイズを決めて実際に設置して安定性を確認した．

4. 実際の手術では，ブロック状の同種骨移植に加え，さらにチップ状の同種骨を間隙に移植してimpaction，KTプレートを用いて再建した（図15，16）．

13. 人工股関節再置換術臼蓋再建における手術シミュレーション

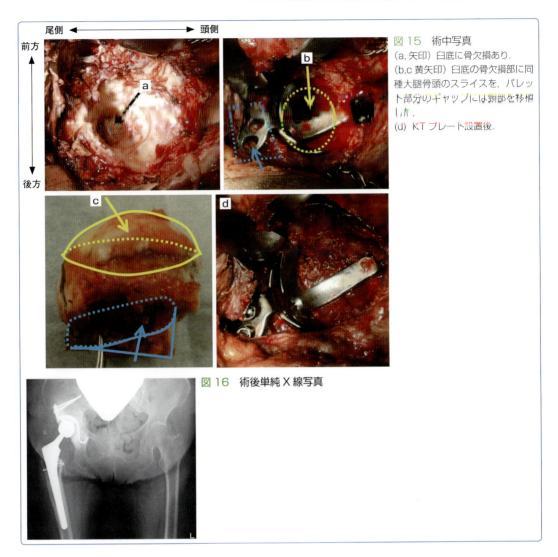

図15 術中写真
(a, 矢印) 臼底に骨欠損あり.
(b,c 黄矢印) 臼底の骨欠損部に同種大腿骨頭のスライスを,パレット部分のギャップには頸部を移植した.
(d) KTプレート設置後.

図16 術後単純X線写真

13.3 手術シミュレーションにおける実物大骨モデルの利点と今後の展望

　骨欠損が高度となるとその再建方法も複雑となり,術中の狭い視野での判断と最終決断は煩雑となりがちである.3Dプリンターで作成した実物大の骨盤モデルを用いると,術前に必要な移植骨のサイズ,形状,またその固定方法を,実際の手術野で見ることが不可能な視野と角度から観察できるため,より詳細に骨移植の方法をイメージすることができる.また作成した実物大骨モデルは,滅菌して手術時に確認のために持ち込むこともできるため,イメージした手技を実際の手術でスムーズに再現する手助けともなる.我々が使用しているプリンターの機種は,材料としてABS樹脂を用いている.ABS樹脂は常用耐熱温度が70〜100℃であり,手術野に持ち込むためにはエチレンオキサイドガス滅菌が適している.
　ところが,このようなプラスチック樹脂でのモデルは,硬いので,骨を実

関連
複雑な手術のインフォームド・コンセントにも骨モデルは有用である.
インフォームド・コンセントについては7章を参照.

関連
モデリング材の特徴と検討については1章を参照.

153

際に削ったり，スクリューで固定したりといったところまでシミュレーションすることはできない．このために粘土を用いて欠損部に移植する移植骨の形状を検討している．比較的汎用されている石膏を用いたモデルでもこの点は同様であり，手技的なシミュレーションとしては不十分であると言える．

しかしながら欠損部に移植する同種骨の形状を術前にシミュレーションできるので，術前のCT画像のみでイメージして手術に臨むよりも，同種骨の加工過程がスムーズとなり，手術を円滑に進めるのに役立った．実際に骨を切削したりスクリューを刺入したりするまでのシミュレーションを行う場合は，骨切削可能な食塩造形での骨モデルが適している（ソニーイーエムシーエス社製）[5,6]．しかし，我々が使用しているプリンター機種では現在そのような材質の選択肢がないのが欠点である．

また，インプラントが残存した状態でのCT撮像は，フィルター処理を施しても金属によるアーチファクトの影響が若干残るので，3次元再構築ソフトウェアで3次元可視化を行う場合に造形に必要な骨盤部分以外のデータを削除する過程が一部手作業となってしまう．この作業がやや面倒な作業となってしまうが，この過程さえ終われば，3Dプリンター自体の操作は比較的簡単である．

我々の利用法は，3Dモデルを用いて，比較的簡単なシミュレーションを行う初期段階の利用法にすぎないが，さらに骨欠損部に応じた人工骨を3Dプリンターで作成したり[7]，欠損部に応じたインプラントを作成したりとその応用方法はさらに発展していくであろう．

関連
インプラント作製については15章を参照．

参考文献

1）Tanaka C, Shikata J, Ikenaga M, et al : Acetabular reconstruction using a Kerboull-type acetabular reinforcement device and hydroxyapatite granules: a 3- to 8-year follow-up study.J Arthroplasty 2003;18(6):719-725.

2）石堂康弘，小宮節郎：【revision THAにおける現況と課題】臼蓋側　KTプレート補強による臼蓋再建術．関節外科 2010; 29(10): 1144-1151.

3）Kawanabe K, Akiyama H, Onishi E, et al : Revision total hip replacement using the Kerboull acetabular reinforcement device with morsellised or bulk graft: results at a mean follow-up of 8.7 years. J Bone Joint Surg Br 2007; 89(1):26-31.

4）Okano K, Miyata N, Enomoto H,et al : Revision with impacted bone allografts and the Kerboull cross plate for massive bone defect of the acetabulum. J Arthroplasty 2010; 25(4): 594-599.

5）塗山正宏，福島健介，内山勝文，他：大腿骨頭すべり症に対する骨切り術における3次元食塩造形モデルを用いた術前シミュレーション．Hip Joint 2012; 38: 833-837.

6）内藤宗孝，有地榮一郎，有川智子，他：新・臨床に役立つすぐれモノ 造形モデル 3次元フルカラー食塩造形モデル　画像診断と結び付けた手術シミュレーションを可能にした画期的な造形モデル．DENTAL DIAMOND 2012; 37: 152-155.

7）鄭雄一：整形外科/知ってるつもり 3Dプリンター人工骨．臨整外 2014; 49(12): 1080-1083.

（石堂　康弘）

14 カップ再置換術における実物大骨モデルの活用

実物大骨モデルの作成

> **ポイント**
> ・実物大骨モデルは，プレート・メッシュの採型や移植骨の作成など，カップ再置換術にきわめて有用である.

はじめに

カップ再置換術では，寛骨臼の骨欠損評価は術式の決定に不可欠である．骨欠損評価には，AAOS 分類[1]や Paprosky 分類[2]が頻用される．Paprosky 分類 Type1 のような骨欠損が少ない症例では，セメントレスカップでの再置換術が可能であるが，Type2 以上の症例では，同種骨移植や augmentation を用いた骨欠損部位の再建やプレートによる寛骨臼の安定化，各種ケージによるサポートが必要となる．

我々は，カップ再置換術に際して術前に寛骨臼の実物大骨モデルを作成し，術中に活用しているが，その理由は以下の3点である．

1）術前計画と実際の寛骨臼のイメージマッチング

2）術者，助手間での情報の共有

3）術野外での操作が可能

再置換術は，一般的に手術時間が長く，出血量も多く，感染率も初回手術よりも高率であり，できるだけ侵襲は少なくすることが望ましい．そのために，術者が術前のイメージと実際の寛骨臼の状態をマッチングさせることももちろん重要であるが，軟部組織に覆われた限られた術野内で的確に操作をするためには助手を含めた情報の共有が必要である．また，実物大骨モデルを術中に使用することで，プレートの複雑なベンディングやメッシュの採型を深い術野の中ではなく術野外で行うことができ，手術時間の短縮やインプラントの出し入れによる感染のリスクの減少に繋がる．

本項では，カップ再置換術における実物大骨モデルの作成のピットフォール，術中に実物大骨モデルを活用したカップ再置換術の具体例を紹介する．

14.1 実物人骨モデルの作成

1 CT 画像からの骨の抽出

1．CT 画像からの骨の抽出に，我々は Zed Hip (LEXI) を用いている．インプラントによるハレーションのため，寛骨臼周辺の骨の抽出は手作業となる．抽出には MPR 画像を用いる（図1）．抽出のポイントは，確実に残存する骨のみを抽出することである．残存している

> **略語**
> MPR：multi-planar reconstruction

> **ポイント**
> 残存しているか不明な領域は骨として抽出しない.

155

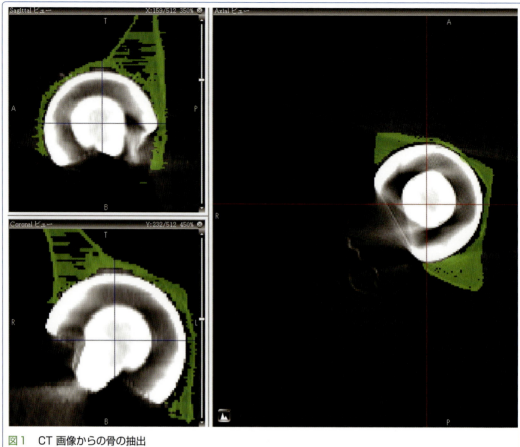

図1 CT 画像からの骨の抽出
緑部分が残存する骨領域．手作業で金属アーチファクトを除去し，残存する骨を抽出する．

か不明な領域は骨として抽出しない．残存する骨を過大評価することで，想定外の骨欠損に直面し，術中に困惑することは避けるべきである．

2. 実物大骨モデルを作成後，術前計画を行う．実物大骨モデルを詳細に作成していれば術前計画も非常に立てやすく，骨の抽出作業の労力は惜しむべきではない．

2．実物大骨モデルの作成

1. 骨モデルは手作業での抽出により，正面が不整となっているため，スムージングやバッドエッジの除去を行う．
2. 3D プリンターで実物大骨モデルを作成する．閉鎖孔中央から上前腸骨棘レベルまでのモデル作成で 3～4 時間かかる．

14.2 カップ再置換術における実物大骨モデル使用の実際

実際のカップ再置換術での活用法を具体例と共に紹介する.

症例1：Pelvic discontinuity に対するプレートによる後柱再建

習慣性脱臼の 80 歳女性に対する右カップ再々置換術

1. 術前計画と実物大骨モデルの作成

    両股関節正面 X 線像（図2）でも明らかであるが，pelvic discontinuity の症例である．プレート，Burch-Schneider cage （Zimmer）を用いた寛骨臼の再建を計画した（図3）．

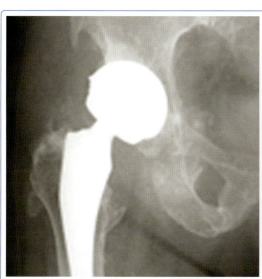
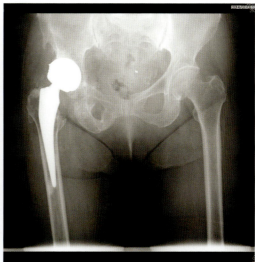

図2　pelvic discontinuity を伴う反復性脱臼（80歳．女性）

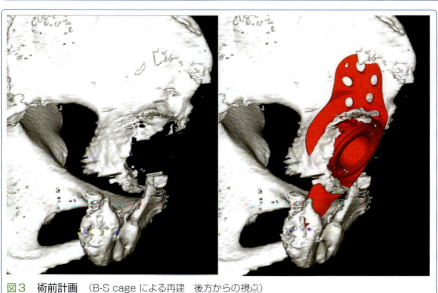

図3　術前計画　（B-S cage による再建　後方からの視点）

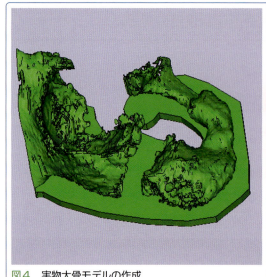

図4　実物大骨モデルの作成

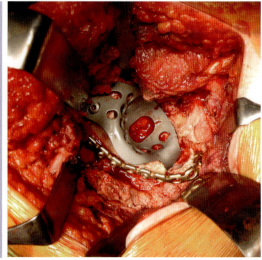

図5　ベンディングしたプレートを設置

2. 寛骨臼の連続性が断たれているため，寛骨臼が2パートに分割される．プレートのベンディングに使用するため，台座を作成し，術前の位置関係のまま2パートの実物大骨モデルを作成した（図4）．

3. 術中所見

実物大骨モデルを用い，術野外でプレートをベンディングした．本症例では，遠位での弯曲が大きく，複雑なベンディングが必要であったが，数回のトライアルで良好な適合性が得られた（図5）．Burch-Schneider cageを設置し，前柱の骨欠損部や恥坐骨の骨欠損部に同種骨移植を行い，セメントカップを固定した（図6，図7）．

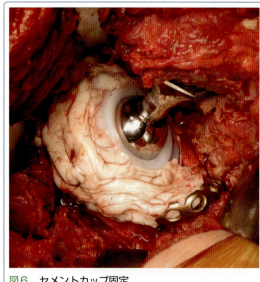

図6　セメントカップ固定

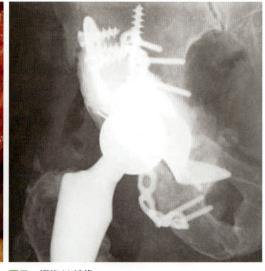

図7　術後X線像

症例2：寛骨臼後上壁の欠損に対するメッシュによる後壁再建

右股人工骨頭の上方移動をきたした 67 歳女性に対する右カップ再置換術（図8）

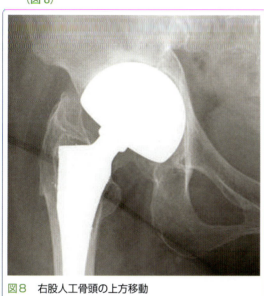

図8　右股人工骨頭の上方移動

1．術前計画と実物大骨モデルの作成

　寛骨臼上後壁，上方に大きな骨欠損を認めた（図9a）．本症例は若年であり，再々置換術の可能性も考慮し，骨母床の回復を目的にメッシュによる上後壁の再建と IBG 法による寛骨臼底の再建を計画し（図9b），実物大骨モデルを作成した（図10）．

略語
IBG：impaction bone grafting

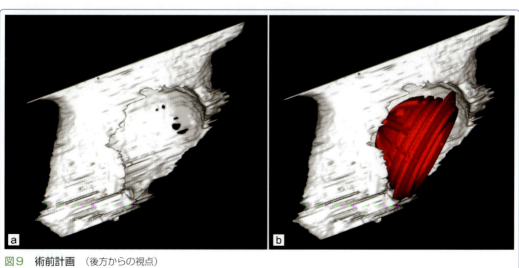

図9　術前計画（後方からの視点）

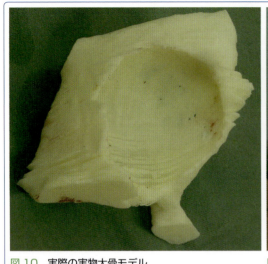 図10 実際の実物大骨モデル
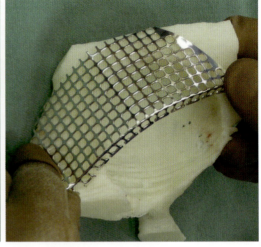 図11 術野外でのメッシュの採型

2．術中所見

　実物大骨モデルを用いて術野外でメッシュを採型した（図11）．実物大骨モデルの使用により，容易に採型でき，非常に有用であった．

　採型したメッシュを上後壁の骨欠損部に設置し，スクリュー固定後（図12），同種骨（骨頭 4 個）を用いた IBG 法による寛骨臼底の再建を行い（図13），セメントカップを固定した（図 14，15）．

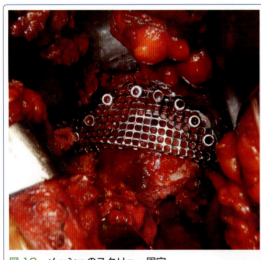 図12 メッシュのスクリュー固定
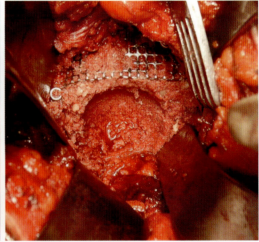 図13 同種骨による IBG で寛骨臼底の再建

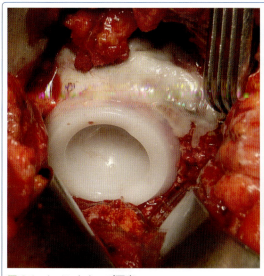

図14 セメントカップ固定

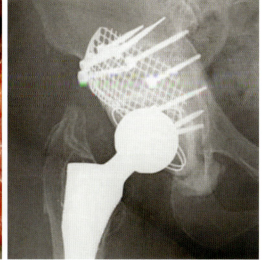

図15 術後X線像

症例3：寛骨臼荷重部の骨欠損に対する塊状同種骨移植による再建

左カップのゆるみをきたした69歳女性の左カップ再置換術

1．術前計画と実物大骨モデルの作成

寛骨臼荷重部に大きな骨欠損が生じていた（図16）．

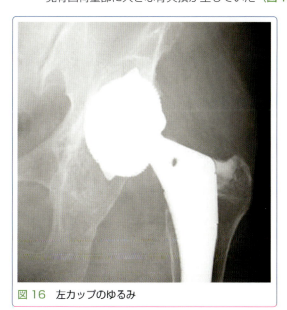

図16 左カップのゆるみ

2．骨母床の回復を行い，セメントレスカップを設置するように計画した（図17）．

本症例は，荷重部の骨欠損が大きく，骨欠損部は塊状の同種骨移植で再建し，セメントレスカップを設置する計画を立案をした（図18）．同

種骨移植のドナー症例の術前 CT 画像から骨頭の実物大骨モデルを作成し術前計画に使用した．骨盤の実物大骨モデルを作成した（図 19）．

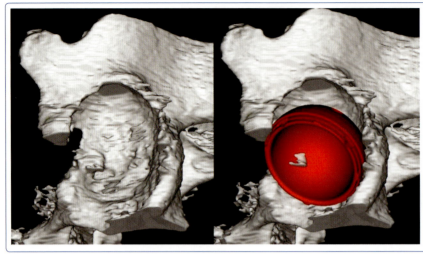

図 17　術前計画
（左側面からの視点）

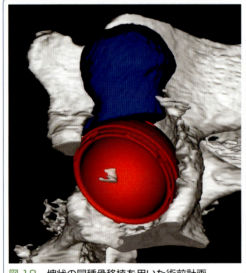

図 18　塊状の同種骨移植を用いた術前計画　　図 19　実物大骨盤モデル

使用する同種骨を骨モデルに重ね合わせた（図 20）．同種骨の上方は不要な部分であるため切除することにした（図 21）．

14. カップ再置換術における実物大骨モデルの活用

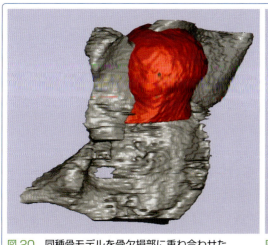

図20 同種骨モデルを骨欠損部に重ね合わせた

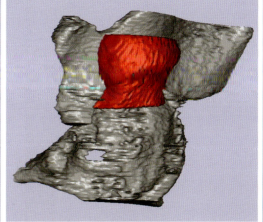

図21 同種骨の不要部分をカット

　本症例では，同種骨の採型が術中に必要となるため，同種骨採型用のテンプレートを作成した．図21のモデルに直方体のモデルを重ね合わせ，骨盤と同種骨のモデルを除すことでテンプレートを作成した．図22は，同種骨モデルにテンプレートをあてがった状態を示している．上方をテンプレートに沿って切除し，テンプレート内面の腸骨外板の形状や，実物大骨盤モデルに沿ってトリミングを行うことで，同種骨の採型を行う計画とした．

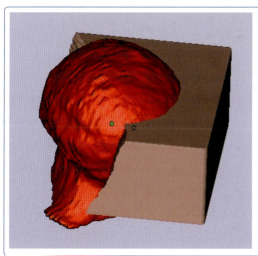

図22 同種骨採型用テンプレートの作成

3．術中所見

　骨盤モデル，同種骨採型用テンプレートを手術中に使用した．術野外で骨頭の採型を行うことで，数回のトライアルで腸骨外板，骨欠損部に適合させることが可能であった．同種骨をスクリュー固定し，残りの骨欠損部には同種骨から作成した chip bone を移植した．セメントレスカップを挿入し，良好な固定性を得た（図23）．

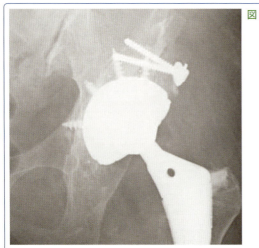
図23 術後X線像

まとめ

　カップ再置換術において実物大骨モデルを使用する最大の利点は，プレートのベンディング，メッシュの採型，骨移植の作成などを術野外での操作が正確にできることにある．モデル作成に多くの手間や時間を要することは否めないが，再置換術における侵襲の低減，手術時間の短縮が可能となることは時間と労力を大きく上回る利点と考えている．

参考文献

1) D'Antonio JA, Capello WN, Borden LS, et al : Classification and management of acetabular abnormalities in total hip arthroplasty. Clin Orthop Relat Res. 1989; 243: 126-137.
2) Paprosky WG, Perona PG, Lawrence JM : Acetabular defect classification and surgical reconstruction in revision arthroplasty. A 6-year follow-up evaluation. J Arthroplasty. 1994; 9: 33-44.

〈田村　理〉

15 カスタムメイドインプラント作成の試み

　THA再置換において最も問題となるのは骨欠損の対処法である．一般に，骨欠損の程度が重度になるほど，再置換の難易度が上がると言っても過言ではない．

　骨欠損に対する対処法はこの20年で大きく変わってきた．初回THAにおける寛骨臼上外側の骨欠損には一般的に自家骨が用いられることが多いが，THA再置換における寛骨臼側の骨欠損は，その欠損量の大きさゆえに同種骨や人工骨が一般的な補填材料として用いられてきた．しかし，移植骨の圧潰の可能性があることやある程度の免荷期間が必要となることなどから，より早期からの荷重が可能で圧潰することのない海綿骨様の金属スペーサーが開発されるに至った[1]．2000年以降には大きな骨欠損に対し積極的に用いられるようになり，これによりTHA再置換に関しては従来法の成績をしのぐ結果が得られてきている[1,2]．

　一方，最近ではコンピューター技術の発展により，CT像やMRI像から3DプリンターをいたAM技術で，それぞれの欠損状態に応じたインプラントが作成可能になった（図1）．すでに欧米では，この技術を用いて作成された海綿骨様の金属スペーサーやカスタムメイドインプラントが市販され，大きな骨欠損の補填に使われるようになってきている[3]．本章では，AM技術により作成されるカスタムメイドインプラントの展望について述べたい．

略語
THA再置換：revision total hip arthroplasty
（人工股関節再置換術）

略語
AM技術：additive manufacturing technology
（付加製造技術）

15.1 付加製造技術による金属インプラント作成

　整形外科インプラントの製造など金属材料を用いる工業用のものは，薄く敷き詰めた金属粉をレーザーあるいは電子ビームで溶かしながら製造していく粉末床溶解結合法で作成される[4]．作成される金属インプラントは，CT像から3次元CAD化されたデータをもとに作成されるが（図1），もともとCTなどの画像検査が，人体という立体構造を平面画像のスライスから構成していることから，この逆の手順で立体を造形していくAM技術の原理との相性が良い．さらに従来のインプラントとは製法自体が異なり鋳型を必要としないことから，よりカスタムメイド品の作成に適しており，また比較的短い納期で作成できるという点でも有利である．また，最近ではハード自体の性能が向上したことにより，非常に複雑な多孔体や緻密体を造形できるようになった．したがって，bone ingrowthを促進するための複雑な3次元ポーラス構造も均一かつ精密なものが容易に作成できる（図2）.

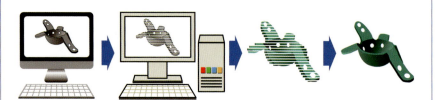

図1 AM技術を用いたカスタムメイドインプラントの作成
CTやMRIなどの3次元データをコンピューターに取り込み，専用のソフトを用いて母床の骨や作成しようとするインプラントを3次元CAD化する．それを設計図として断面形状を積層していくこと（3Dプリンター）で立体物を作成する（ラピッドプロトタイピング）．

日本整形外科雑誌 2015; 89(1): 41-48 より31引用

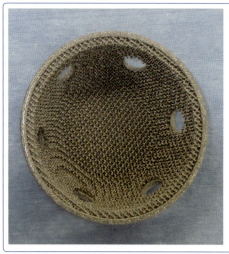

図2 均一かつ精密な3次元ポーラス構造

15.2 術前計画とインプラントデザインの確定

　CT画像をもとに，骨欠損の部位と程度，残存する骨量を評価し，どの部分をどれだけ補填し，どの部分で力学的サポートを得て，どの部分で初期固定を得るかなどの評価を十分に行った上でインプラントのデザインを考える必要がある．自由に骨頭中心の位置やスクリューホールの位置，フランジの位置や大きさを設定することができるのが本法の良い点である．また，存在する欠損と残存するbone stockに対してフィットするインプラントデザインにすることで，あらかじめカップのアライメントを適切な状態に設定できる．また，インプラントを設置される骨側の3Dモデルを同様に付加製造技術で樹脂や石膏を用いて作成し，出来上がったインプラントを設置させて設置状態を確認したり術中の参考にしたりすることができる（図3）．

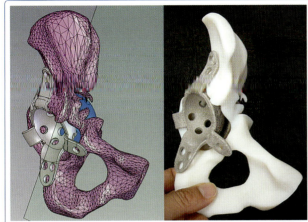

図3
骨盤側の3D実物大骨モデルを同様にAM技術で樹脂を用いて作成し，出来上がったインプラントを設置させて設置状態を確認したり術中の参考にしたりすることができる．

15.3　症　例

　実際の症例を元にAM技術で寛骨臼側再置換用のカスタムメイドインプラントを試験作成した例を提示する．症例は79歳女性．初回THA後8年でカップ側の重篤な骨溶解をきたし，THA再置換を受けているが，それが感染してカップのmigrationと寛骨臼の破壊をきたしたため，インプラントの抜去と抗生剤含有セメントスペーサーの挿入術を受けた．感染が鎮静化したため再置換を計画した（図4，5）．

　この症例では，寛骨臼底部に欠損があったので，荷重分散と初期固定の担保のために坐骨と恥骨，腸骨翼，後壁にanti-protrusioのプレートとフックを有するカスタムメイドインプラントを作成した．作成に当たっては，Mimics version16（MaterialiseNV, Belgium）とSOLODWORKS® Premium 2010（Dassault Systemes, France）のソフトウェアを用い，3Dプリンターは Arcam EBM S12（Arcam AB, Sweden）を使用した（図6a）．プレートとフックが残存する host bone と正確に接することにより，カップのアライメントはAPPを基準平面として外方開角が40°，前方開角が15°（radiographic定義）となり，骨頭中心は生理的な位置に引き下げられることになる．また，荷重部方向に良好な bone stock が存在するため，同部に直径6mmのスクリューを2本使用し，強固な初期固定を得られるよう設計した（図6b）．坐骨と恥骨，腸骨翼とには完全にフィットするプレートからスクリューを挿入できるようにした（図7）．CADデータから有限要素解析による力学的な評価も行った．さらに，インプラントを設置される骨盤の3Dモデルを樹脂で作成し，出来上がったインプラントを設置させて設置状態を確認した（図3）．

略語 APP：anterior pelvic plane

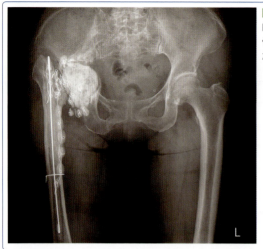

図4 79歳女性
Paprosky 分類 Type 3B の寛骨臼側骨欠損を認める．セメントスペーサーが留置され感染は鎮静化している．

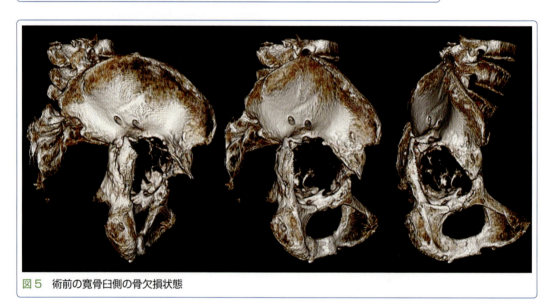

図5 術前の寛骨臼側の骨欠損状態

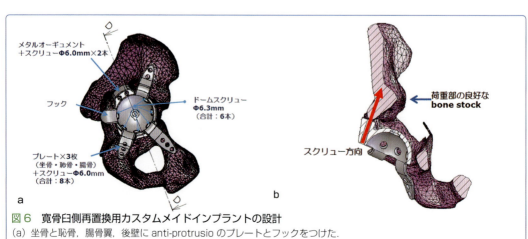

図6 寛骨臼側再置換用カスタムメイドインプラントの設計
(a) 坐骨と恥骨，腸骨翼，後壁に anti-protrusio のプレートとフックをつけた．
(b) 荷重部方向に良好な bone stock が存在するため，同部に直径 6mm のスクリューを 2 本使用できるようにデザインした．

15. カスタムメイドインプラント作成の試み

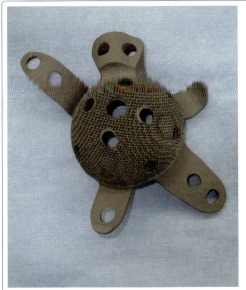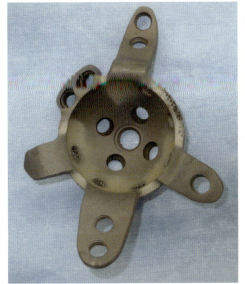

図7 作成されたカスタムメイドインプラント
坐骨と恥骨，腸骨翼とには完全にフィットするプレートからスクリューを挿入できるようにデザインした．

　実際の手術では，作成したカスタムメイドインプラントが計画通りに患者の骨盤とフィットすることを確認できた（図8）．ただし，このインプラントは薬事承認を得たものでないため，実際に患者の体内に設置させることはできず，手術は別の市販のインプラントで再建を行った．

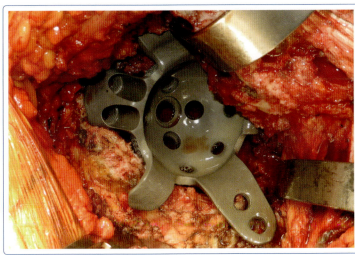

図8 術中写真
作成したカスタムメイドインプラントが計画通りに患者の骨盤とフィットすることを確認できた．

15.4 今後の課題

　3DプリンターによるAM技術に関しては，今後ますます人工関節領域に応用されていくものと思われる．ただし，通常のTHA再置換の際には術前

に抜去される前のインプラントが存在している場合がほとんどであり，CT
撮影の際にある程度のハレーションが生じるが，それがどの程度術前の骨欠
損状態の評価や作成されるインプラントの精度に影響するかがわかっていな
い．また，力学的強度を維持するための基準や方法などは明確なものが定ま
っていない．さらに，作成されたインプラントが完全に母床骨と接触すれば
問題はないが，インプラント抜去の際に生じる骨損傷の有無により多少の
ギャップや誤差が実際の臨床では生じるはずであり，それがどの程度なの
か，またそれが生じた場合のインプラントと母床骨との結合様式がどうなる
のか，誤差が生じた場合の対処法はどうするのか，などについても明らかに
なっていない．すなわち，これらに関しての基礎的・臨床的な評価と検証が
まだまだ必要な状況である．

おわりに

　3D プリンター（AM 技術）は，各種メディアで「魔法の箱」とも評され，
医療機器分野においても新たな技術革新として注目を集めている．しかしな
がら，前述のごとく，わが国において，提示したような AM 技術を用いて
作成したカスタムメイドインプラントが薬事承認を受け実際の臨床の場で
THA 再置換に用いられるには技術的な問題のみならず多くの障壁が存在す
るのが現状である．しかし，これらの課題が解決されるためのさまざまな努
力が国からの取り組みとしてなされており[5,6]，そう遠いことではないと推
測される．

参考文献

1）Abolghasemian M, Tangsataporn S, Sternheim A,et al : Porous metal augments: big hopes for big holes. Bone Joint J. 2013; 95-B(11 Suppl A): 103-108.
2）Whitehouse MR, Masri BA, Duncan CP,et al : Continued Good Results With Modular Trabecular Metal Augments for Acetabular Defects in Hip Arthroplasty at 7 to 11 Years. Clin Orthop Relat Res. 2015; 473(2): 521-527.
3）Mobelife 社ホームページ http://www.mobelife.be
4）椙野良知，加畑多文，前田　亨，他 : 3D プリンター（付加製造技術）の医療への応用 - 現状と今後の課題 -．関節外科 2016; 35(2): 112 - 116.
5）次世代医療機器・再生医療等製品評価指標の公表について - 三次元積層技術を活用した整形外科用インプラント -．薬食機参発 0912 第 2 号．
6）平成 26 年度 未来医療を実現する医療機器・システム研究開発事業（医療機器等に関する開発ガイドライン策定事業）積層造形医療機器開発ガイドライン（総論）

（加畑　多文）

索引

英数字

2 次元計画	62
3D 画像	15
3D 体画像	112, 117
3D スキャナー	111
3D テンプレーティング	143, 145
3D プリンタ	70, 77
3D プリンター	10, 68, 98, 100
3D モデル出力	86, 90
3 次元計画	62
3 次元再構成画像	15
3 次元術前計画ソフトウェア	16
3 次元モデリングソフトウェア	27
3 次元モデル	10
3 次元モデル構築	29
3 次元立体構築画像	68
ABS	99
ABS 樹脂	153, 43
acetabular rcof obliquity: ARO	125
AM 技術	165
anterior pelvic plane: APP	65, 122, 167
anterior supeior iliac spine: ASIS	122
CAD	91, 165
capital drop	60
computer aided orthopaedic surgery: CAOS	80, 116
computer assisted surgery: CAS	55
CT	120
CT-based ナビゲーション	55, 59, 77, 110, 112, 117
CT 画像からの骨の抽出	155
CT 値	84
curved periacetabular osteotomy: CPO	122
cut 座標系	86
DICOM	21, 29
digitally reconstructed radiograph: DRR	67, 68, 73
Dimension Elite	146
Dry Bone	77
FAI	20
fused deposition modeling: FDM	3, 4
impaction bone grafting: IBG	159
interischial line	64
Kohler's line	62
KT プレート	146
lateral CE 角	116
Magics	91, 129, 139
Mimics	129
minimally invasive surgery: MIS	55
MPR 画像	155
ON	129

osteonecrosis of femoral head	129
patient specific surgical guide: PSG	54
patient specific template: PST	54, 82, 111, 116, 127, 141, 142, 144
——作成	83
——設置精度	84
——高さ調整	94
——の位置決定	89
——の位置調整	88, 90
——の角度調整	88
——の加工	91
——の作成	87
——の精度検証	110
——の設置	102
——の破損	102
——横幅の調整	95
pelvic discontinuity	152
quadrilateral surface	122, 125
rapid proto typing: RP	2
Replicatior2X	99
ROI	85
rotational acetabular osteotomy: RAO	116
rotational osteotomy of femoral head: RO	129, 135
safe zone	65
sharp 角	64
STL	8, 27, 39, 90
Tailor-made surgical guide	71
tear drop	62, 64
total knee arthroplasty: TKA	55
Zed View	146
ZedHip	47, 137, 143

日本語

あ行

足の爪切り	80
アライメントガイド	25
アライメント矯正	145
医工連携	50
インクジェット粉末固着式積層法	7
インクジェット粉末積層方式	3, 7
インクジェット方式	3, 6
院内生産	46, 47, 50
インパクション	78
インフォームド・コンセント	106
インプラント	14
インポート	31
エクスポート	35
塩樹型	47
押し出し	92

か行

塊状同種骨移植	161
回転用ガイド	119
ガイドワイヤ刺入	58
外反骨切り	25
外部発注	46, 47, 50
海綿骨	12
架橋	96
拡大モデル	12
画像等手術支援加算	46, 108
画像ピクセル	27
画像ピッチ	27
カット平面	142
カップ CE 角	63
カップ	
――インパクション	77
――インパクタ	68
――外転角	57
――再置換術	155
――設置	57
――前捻角	57
――の 3D モデル	68
――の 3 次元計画	65
――の位置	62, 63
――の外転角度	64
――の角度	62
――の術前設置計画	73
――の設置角度	72
――の設置方向	75
――の内側端	63
――の被覆	62, 63
――の目標角度	80
紙積層方式	8
可溶性フィラメント	99
カラープリンター	16
寛骨臼	17
――回転移動術	122
――回転骨切り術	17, 24, 116
――関節面	118
――形成不全股	62, 63
患者個別手術テンプレート	54, 116, 122
患者理解度	106, 108
関心領域	37
教育ツール	22
矯正	144
――ガイド	141, 142
――骨切り	142
――骨切り用 PST	139, 143
――用スリット	144
金属積層造形	14
空間分解能	11

屈伸	104
窪み作成	98
グローバル座標	73
形状精度	27
頚部骨切り用 PST	92
後側方アプローチ	60
強直関節	106
骨棘	17
骨欠損	19
骨欠損評価	155
骨疎	110
骨頭回転骨切り	25
骨盤 3D モデル	99
骨盤骨折	20
骨梁構造	12
ゴムライク樹脂	10
コンピューターナビゲーションシステム	22
コンピュータ支援外科	55
コンピュータ支援整形外科	116

さ行

材料削減	94
坐骨	116, 118
坐骨基部	118
坐骨結節間線	64
座標系の定義	64
サポート	97
サポート材	3
サポートリング	19
治具	23
実物大骨モデル	10, 15
実物大骨モデルを作成	156
実物大臓器立体モデルによる手術支援	
	46, 107, 108
手術支援	15
手術支援ガイド	54
手術シミュレーション	15
手術精度	117, 120
手術前計画	14
手術のアプローチ	79
手術用センタリングガイド	59
術後脱臼	80
術前手術シミュレーション	46
上前腸骨棘	122
ショートステム	82
人工股関節再置換	19
人工骨	165
人工骨頭の上方移動	159
人工膝関節全置換術	55
新鮮屍体骨	77
ステムシャフト角	58
ステム設置	60, 101, 103, 104, 145

ステム設置精度	104
ステム用 PST	98
スムージング	56
スライシングプログラム	99
生体適合性	13
積層高	100
セグメンテーション	68, 29, 32
石膏	10, 49
接触面積	59
絶対値誤差	120
設置精度	56, 117, 119
設置不良	103
セラミック	13
先進医療	46, 107, 109
前捻基準線	89
前捻参照線	103
前捻調整用 PST	87, 92
前捻調節用 PST	95, 96, 103
前方系アプローチ	60
造形用ファイル	38

た行	
大腿矯正骨切り	137
大腿骨	
——頸部骨切り	60
——コンポーネント	58
——頭壊死症	20, 80, 129
——頭回転骨切術	20, 129
——のマッチング	139
——骨切り	25
——モデル	86, 92
多孔質構造体	14
中間高位内側設置	68
腸骨	116, 118
低侵襲手術	55
ディゾルバブルフィラメント	100
デュアルノズル	99
転子間稜	93, 95
転子窩	95
同種骨	165
同種骨採型用のテンプレート	163

な行	
内外反	104
内反骨切り	25
ナビゲーションシステム	111
熱可塑性樹脂	2
熱溶解積層方式	4

は行	
光硬化性樹脂	2, 5
光造形方式	5
皮質骨閾値	56
表面置換型 THA	58

フィラメント	42
ブーリアン	91, 92, 98, 141
ブーリアン演算	73
プリント時間短縮	94
プリントミス減少	94
プロジェクション法	8
粉末焼結方式	6
変形性股関節症	59, 63, 80
骨切り	145
——角度	60
——高位	60
——平面	141
——面	86, 139
——面決定用 PST	87, 91, 97
——面決定用 PST の横幅調整	95
——面の確認	103
——用 PST のフィッティング	101
——用ガイド	118
——レベル	140
——レベルの確認	102
ポリフェニルサルホン	2

ま行	
マージ	96
マイクロ X 線 CT	11
マクロ的観察	10
マスク	32
マスク削除	85
マスク処理	84
ミクロ的観察	11
ミラーイメージ	139
モデリングソフト	27
モデル底面	97

や行	
ユーザーインターフェース	29

ら行	
ラスピング	103, 104
ラッピング	35
ラピッド・プロトタイピング	2, 166
領域抽出	85
臨床研究	76
臨床前研究	76
涙滴間線	84
ルーラー基準線	89

わ行	
ワックス 3D プリント法	3

3D プリンター×テーラーメイド医療 実践股関節手術

2016年11月15日　第1版第1刷 ©

著　者	中田活也　NAKATA, Katsuya
	尾田雅文　ODA, Masafumi
発行者	宇山閑文
発行所	株式会社 金芳堂
	〒606-8425 京都市左京区鹿ヶ谷西寺ノ前町34番地
	振替　01030-1-15605
	電話　075-751-1111（代）
	http://www.kinpodo-pub.co.jp/
組　版	株式会社 グラディア
印　刷	株式会社 サンエムカラー
製　本	有限会社 清水製本所

落丁・乱丁本は直接小社へお送りください. お取替え致します.

Printed in Japan
ISBN978-4-7653-1693-4

JCOPY ＜（社）出版者著作権管理機構 委託出版物＞

本書の無断複写は著作権法上での例外を除き禁じられています. 複写される場合は，そのつど事前に，（社）出版者著作権管理機構（電話 03-3513-6969，FAX 03-3513-6979，e-mail: info@jcopy.or.jp）の許諾を得てください.

●本書のコピー，スキャン，デジタル化等の無断複製は著作権法上での例外を除き禁じられています. 本書を代行業者等の第三者に依頼してスキャンやデジタル化することは，たとえ個人や家庭内の利用でも著作権法違反です.